大型药学知识普及丛书

药，你用对了吗

——风湿病用药

总主编　许杜娟
主　编　沈爱宗

科学出版社
北　京

内 容 简 介

本书介绍了类风湿关节炎、脊柱关节炎、骨关节炎、成人斯蒂尔病、干燥综合征、系统性红斑狼疮、血管炎等10种常见风湿病。每个疾病重点介绍疾病概述和药物治疗，尤其是药物治疗部分，从治疗目标、常用药物、联合用药注意事项和特殊人群用药指导等方面进行了重点叙述。此外，每个疾病后面还附有用药常见问题解析。本书是一本有别于现行医学科普书籍的新颖医学普及读本。通过阅读本书，能使读者对风湿病的防治和合理用药有较为全面的认识，一旦患病，以利于尽早发现，及时治疗，合理用药，早日康复，将疾病带来的损害降至最低程度。

本书讲究实用，力求做到易读、易懂，对有无相关医学背景的人员均适用。

图书在版编目（CIP）数据

药，你用对了吗：风湿病用药 / 沈爱宗主编.—北京：科学出版社，2018.10
（大型药学知识普及丛书 / 许杜娟总主编）
ISBN 978-7-03-057758-0

Ⅰ. ①风… Ⅱ. ①沈… Ⅲ. ①风湿病–用药法 Ⅳ. ①R593.205
中国版本图书馆CIP数据核字（2018）第125372号

责任编辑：闵 捷 周 倩
责任印制：黄晓鸣 / 封面设计：殷 靓

科学出版社 出版
北京东黄城根北街16号
邮政编码：100717
http://www.sciencep.com
江苏省句容市排印厂印刷
科学出版社发行 各地新华书店经销
*
2018年10月第 一 版 开本：A5（890×1240）
2018年10月第一次印刷 印张：5
字数：115 000

定价：30.00元

大型药学知识普及丛书
总编辑委员会

《药，你用对了吗——风湿病用药》编辑委员会

主　编

沈爱宗

副主编

张圣雨　马　艳　唐丽琴

编　者

（按姓氏笔画排序）

马　艳　王　霞　亓志刚　朱立然

刘　俊　沈爱宗　张圣雨　张荣嘎

唐丽琴　谢　玲

写给读者的话

亲爱的读者：

您好！感谢您从浩瀚的图书中选择了“大型药学知识普及丛书”。

每个人可能都有用药的经历，用药时可能会有疑惑，这药是否能治好我的病？不良反应严重吗？饭前吃还是饭后吃？用药后应该注意些什么？当然您可以问医生，但医生太忙，不一定有时间及时帮您解答；您也可以看说明书，可说明书专业术语多，太晦涩，不太好懂。怎么办？于是我们组织多家三甲医院的临床药师及医生共同编写了本丛书，与您谈谈用药的问题。

药品是指用于预防、治疗、诊断人的疾病，有目的地调节人的生理功能并规定有适应证或者功能主治、用法和用量的物质。但药品具有两重性，其作用是一分为二的，用药之后既可产生防治疾病的有益作用，亦会产生与防治疾病无关甚至对机体有毒性的作用，即通常所说的“是药三分毒”。因此，如何合理地使用药品，从而发挥良好的治疗作用，避免潜在的毒副反应，是所有服用药品的患者所关心的问题，也是撰写本丛书的出发点。

本丛书选择了临床上需要通过长期药物治疗的常见病、多发病，首先对疾病的症状、病因、发病机制作简要的概述，让您对疾病有基本的了解；其次介绍了治疗该疾病的常用药物，各种药物的药理作用、临床应用、不良反应；最后我们根据多年临床经验及患者用药问题的调研对患者用药过程中存在的疑惑，以问答的形式解惑答疑。此外，文中还列举了临床上发生的典型案例，说明正确使用药品的重要性。

本丛书涵盖的疾病用药知识全面系统，且通俗易懂。广大患者可以从本丛书中找到自己用药疑问的答案。本丛书对于药师来说，也是一本很有价值的参考书。

2018年6月6日

如何阅读本书

风湿病是一组以侵犯关节、骨骼、肌肉、血管及有关软组织或结缔组织为主的疾病,其中多数为自身免疫性疾病,发病多较隐蔽而缓慢,病程较长。本书针对临床常见的风湿病,采用疾病概述—药物治疗—用药常见问题解析的结构框架,向大众介绍了常见治疗药物、特殊人群的药物治疗、典型案例分析及常见问题解析等,我们在撰写时更关注疾病的用药安全和合理用药,而非疾病本身的发病机制和诊断。风湿病的治疗主要是药物治疗,但是患者药物使用不当、用药依从性不好等将严重影响疾病的治疗效果甚至带来严重的不良反应。因此,风湿病患者的用药管理显得尤为重要,鉴于此,我们编写了本书。

区别于以往的用药科普丛书,本书不仅向大众介绍了风湿病主要治疗药物的适应证、禁忌证、服用时间、用法用量和不良反应等,还介绍了特殊人群的药物治疗,另外还介绍了风湿免疫系统常见疾病的发病原因、临床表现、治疗选择及预后等,同时引用多个典型的临床案例,帮助患者更好地认识和面对疾病,针对患者日常密切关注的疾病和用药问题,采用问答形式,帮助患者迅速掌握和理解,旨在提高大众对风湿病的知晓率、治疗率、达标率。

本书通俗易懂，旨在为广大患者人群提供优质的合理用药指导，防止不合理用药带来的不良反应或贻误病情。

沈爱宗

目　录

疾病五　干燥综合征

疾病六　系统性红斑狼疮

疾病七　多发性肌炎、皮肌炎

疾病八　血　管　炎

疾病九　原发性痛风

疾病十　自身免疫性肝病

疾病一　类风湿关节炎

疾病概述

概述

类风湿关节炎（rheumatoid arthritis，RA）是一种病因未明的全身性、系统性、自身免疫性疾病，临床上以慢性、对称性、周围性多关节炎性病变为主要特征，患者可表现为受累关节疼痛、肿胀及功能下降。本病好发于中年女性，儿童和老年人也有发病。本病呈全球性分布，是造成人类丧失劳动力和致残的主要原因之一。我国类风湿关节炎的患病率（0.28%～0.36%）略低于世界水平（0.5%～1%）。类风湿关节炎多发于女性，女性发病率为男性的3倍，可发生于任何年龄，80%发病于35～50岁。

发病原因

类风湿关节炎的病因尚未完全明确，可能与遗传、环境及免疫系统失调等各种因素综合作用有关。类风湿关节炎的病理主要有滑膜衬里细胞增生、间质大量炎性细胞浸润及微血管的新生、血管翳的形成、软骨和骨组织的破坏等。

临床表现

类风湿关节炎的临床表现多样，有主要的关节症状，也有关节外多系统受累的症状。类风湿关节炎患者多以缓慢而隐匿的方式起病，在出现明显关节症状前可有数周的低热，少数患者可有高热、乏力、全身不适、体重下降等症状，以后逐渐出现典型的关节症状。少数患者则起病较急，在数天内出现多个关节症状。最常见的是以近端指间关节、掌指关节及腕关节为主的对称性、多关节、小关节肿痛，关节活动受限，指关节呈梭形肿胀，晚期可出现畸形。晨僵的持续时间常与病情活动程度一致。关节外常表现为类风湿结节、血管炎、胸膜炎、间质性肺炎、心包炎、浅表淋巴结肿大、肝脾大等全身各个系统的损伤。本病还表现为对称性关节肿胀、变形，活动受限，以四肢小关节多见，或可见皮下类风湿结节等。

治疗选择

1. 一般治疗　患者首先应正确认识疾病，树立信心和耐心，能够与医师配合治疗。一般治疗包括休息、关节制动（急性期）、关节功能锻炼（恢复期）、物理疗法等。卧床休息只适宜于急性期、发热及内脏受累的患者。

2. 药物治疗　根据药物性能，治疗类风湿关节炎的常用药物分为4类，即非甾体抗炎药（NSAID）、改变病情的抗风湿药（DMARD）、糖皮质激素和植物药等。

3. 外科手术治疗　经内科治疗不能控制及严重关节功能障碍的类风湿关节炎患者，外科手术是有效的治疗手段。外科治疗的范围从腕管综合征的松解术、肌腱撕裂后修补术至滑膜切除及关节置换术。

预后

大多数类风湿关节炎患者病程迁延，在病程早期的2～3年致残率较高，如未能及时诊断和及早合理治疗，3年内关节破坏达70%。积极、正确的治疗可使50%～80%的类风湿关节炎患者病情缓解。仅少数患者（10%）在短期发作后可自行缓解，不留后遗症。目前，尚无准确预测预后的指标，男性患者比女性患者预后好；发病年龄晚者较发病年龄早者预后好；起病时关节受累数多或有跖趾关节受累，病程中累及关节数大于20个的患者预后差；持续高滴度类风湿因子（RF）阳性、持续红细胞沉降率（ESR）增快、C反应蛋白（CRP）增高、血液中嗜酸性粒细胞增多均提示预后差；有严重全身症状，如发热、贫血、乏力和关节外表现（类风湿结节、巩膜炎、间质性肺炎、心包疾病、血管炎等内脏损伤），则常常提示预后不佳。另外，治疗早晚和治疗方案的合理性对预后有重要的影响。

药物治疗

治疗目标

类风湿关节炎治疗的主要目的在于减轻关节炎症反应，抑制病变发展及不可逆骨质破坏，尽可能保护关节和肌肉的功能，最终达到病情完全缓解或降低疾病活动度的目标。

常用药物

治疗类风湿关节炎的常用药物见表1。

表1　治疗类风湿关节炎的常用药物

常用药物	适应证	禁忌证	服用时间	用法用量	不良反应	储存条件
塞来昔布	用于缓解类风湿关节炎的症状和体征、治疗成人急性疼痛	对磺胺药过敏者禁用	餐后	缓解类风湿关节炎的症状推荐剂量为100～200毫克，每天2次，口服。急性疼痛可再服200毫克	较常见的不良反应有头痛、上呼吸道感染、消化不良、腹泻、腹痛、鼻窦炎、意外操作损伤、腰痛；较少见的不良反应有咽炎、胃肠胀气、皮疹、周围水肿、鼻炎和头晕	密闭，25℃以下保存
吲哚美辛	用于缓解类风湿关节炎的疼痛症状	有活动性溃疡病、溃疡性结肠炎及病史者禁用；癫痫、帕金森病及精神病患者禁用；肝肾功能不全者禁用；血管神经性水肿或支气管哮喘者禁用	餐后	成人抗风湿，初始剂量一次25～50毫克，每天2～3次，每天最大量不应超过150毫克	常见的不良反应有胃肠道反应（恶心、呕吐、腹痛、腹泻、溃疡，有时可引起穿孔）	避光，密封保存
布洛芬	用于治疗轻到中度的风湿性关节炎、类风湿关节炎、骨关节炎、强直性脊柱炎	活动期消化道溃疡患者禁用；对本药物过敏者，因服用阿司匹林和其他非类固醇类抗炎药诱发哮喘、鼻炎或荨麻疹的患者禁用；对其他非甾体抗炎药过敏者，妊娠期及哺乳期妇女禁用；对阿司匹林过敏的哮喘患者禁用	餐后	口服，每天剂量1.2～3.2克，分3～4次服用	常见过敏性皮疹、胃烧灼感或消化不良、胃痛或不适感（胃肠道刺激或溃疡形成）、恶心、呕吐、头晕等	密封保存

续表

常用药物	适应证	禁忌证	服用时间	用法用量	不良反应	储存条件
甲氨蝶呤（MTX）	类风湿关节炎初始治疗的首选药物，抑制类风湿关节炎急性期炎症反应，改善关节炎症症状，延缓关节进展	对本品高度过敏者禁用	餐后	每周剂量7.5～25毫克，1天内服完	常见的不良反应为肝损伤、胃肠道反应、皮疹、脱发（服用叶酸或合用四氢叶酸可降低）、骨髓抑制和口腔炎	遮光，密封保存
柳氮磺吡啶	用于改善类风湿关节炎的关节症状，延缓关节进展，存在甲氨蝶呤禁忌时，可考虑单用柳氮磺吡啶，单药不能改善时可与其他抗风湿病的药物联用	对磺胺及水杨酸盐过敏者、肠梗阻或泌尿系梗阻患者、急性间歇性卟啉症患者禁用	餐时	每天2～3克，分2次服用，从小剂量开始	①常见的不良反应为恶心、厌食、体温上升、红斑及瘙痒、头痛、心悸；②较少见的不良反应为骨髓抑制、胃痛、腹痛、头晕、耳鸣、蛋白尿、血尿、肝炎、胰腺炎、可逆性精子缺乏症、皮肤病变等	遮光，密封保存
来氟米特	用于成人类风湿关节炎，改善关节炎症症状，延缓关节进展。替代甲氨蝶呤单药或与甲氨蝶呤联合使用	对来氟米特及其代谢产物过敏者、妊娠期妇女和尚未采取可靠避孕措施的育龄妇女及哺乳期妇女禁用	睡前	50毫克，每天1次，3天后10～20毫克，每天1次	主要的不良反应为白细胞下降、瘙痒、食欲下降、乏力、头晕、腹泻、轻度肝损伤、皮疹和恶心等	遮光，密封于阴凉处保存

续表

常用药物	适应证	禁忌证	服用时间	用法用量	不良反应	储存条件
羟氯喹	用于改善类风湿关节炎关节症状，常用于经甲氨蝶呤、来氟米特或柳氮磺吡啶等单药规范治疗后仍未达标者的联合用药；对于症状轻且无不良预后的类风湿关节炎患者可使用羟氯喹单药治疗	存在因任何4-氨基喹啉化合物治疗可引起的视网膜或视野改变的患者、已知对4-氨基喹啉化合物过敏的患者及儿童禁用	餐时	每天0.2～0.4克，分2次服用	不良反应包括视网膜色素沉着、视野缺损、皮疹、胃肠道反应等	密闭，25℃以下保存
青霉胺	用于其他药物治疗无效的严重活动性类风湿关节炎和慢性类风湿关节炎	对青霉素类药过敏者、肾功能不全、粒细胞缺乏症、再生障碍性贫血、红斑狼疮、重症肌无力及严重的皮肤病患者和妊娠期妇女禁用	餐后1.5小时服用	开始剂量为125毫克，每天2～3次，无不良反应者则每2～4周后剂量加倍，至每天达500～750毫克，待症状改善后减量维持	常见的不良反应多为胃肠道功能紊乱、味觉减退、中等程度的血小板计数减少，但严重者不多见。长期大剂量服用，皮肤胶原和弹性蛋白受损，导致皮肤脆性增加，有时出现穿孔性组织瘤和皮肤松弛	密封保存

续表

常用药物	适应证	禁忌证	服用时间	用法用量	不良反应	储存条件
环孢素	用于治疗重度活动性、对甲氨蝶呤无足够反应的类风湿关节炎患者。单独使用甲氨蝶呤无足够反应的类风湿关节炎患者，可联合使用本品与甲氨蝶呤	对环孢素或任何制剂成分有过敏反应的患者和有肾功能异常、未控制高血压或恶性肿瘤的类风湿关节炎患者禁用	以一贯的时间表给药，固定每天服药时间和与饮食的关系	每天剂量为3～5毫克/千克，分1～2次口服	突出的不良反应为血肌酐和血压升高	保持原铝塑复合包装的完整性，避免破损，控制室温在15～30℃
依那西普	用于中度至重度活动性类风湿关节炎的成年患者，对包括甲氨蝶呤（如果不禁忌使用）在内的改变病情的抗风湿药无效时，可给予依那西普与甲氨蝶呤联用治疗	对本品中活性成分或其他任何成分过敏者禁用；脓毒血症患者或存在脓毒血症风险的患者、对包括慢性或局部感染在内的严重活动性感染的患者禁用	—	25毫克每周2次或50毫克每周1次，皮下注射	常见的不良反应为注射部位反应（如疼痛、肿胀、瘙痒、红斑和注射部位出血），感染（如上呼吸道感染、支气管炎、膀胱感染和皮肤感染），变态反应，自身抗体形成，瘙痒和发热	于2～8℃冰箱内储存。不得冷冻
英夫利西单抗	适用于中重度活动性类风湿关节炎患者，本品与甲氨蝶呤合用可减轻症状和体征，改善身体机能，预防患者残疾	对鼠源蛋白或本品其他成分过敏的患者禁用；剂量高于5毫克/毫升时禁用于中重度心力衰竭患者	—	初用时分别于第0、2、6周，3毫克/千克，以后每8周注射1次，静脉输注	输液反应（如呼吸困难、面色潮红、头痛和皮疹）	2～8℃避光保存

续表

常用药物	适应证	禁忌证	服用时间	用法用量	不良反应	储存条件
阿达木单抗	用于治疗类风湿关节炎，与甲氨蝶呤联合用药可以减缓患者关节损伤的进展，并且可以改善身体机能	对本品或制剂中其他成分过敏者禁用；活动性结核或者其他严重的感染性疾病，如败血症和机会感染等禁用；中到重度心力衰竭患者禁用	—	40毫克，每2周1次，皮下注射	①最严重的不良反应为重度感染、神经功能影响及淋巴系统的某些恶性肿瘤；②最常见的不良反应是感染（如鼻咽炎、上呼吸道感染和鼻窦炎）、注射部位反应（红斑、瘙痒、出血、疼痛或肿胀）、头痛和骨骼肌疼痛	于2～8℃冰箱内保存，不得冷冻
金诺芬	用于早期或轻型类风湿关节炎，亦用于对非甾体抗炎药效果不明显或无法耐受患者	坏死性小肠结肠炎、肺纤维化、剥脱性皮炎、骨髓再生障碍、进行性肾病、严重肝病和其他血液系统疾病患者禁用；妊娠期和哺乳期妇女禁用	餐后	每天6毫克，分2次口服	常见的不良反应有腹泻、稀便，偶伴有腹痛、恶心或其他胃肠道不适。另外，还有皮疹、瘙痒、口腔炎、结膜炎等	密封，置阴凉处

续表

常用药物	适应证	禁忌证	服用时间	用法用量	不良反应	储存条件
泼尼松	①用于伴有血管炎等关节外表现的重症类风湿关节炎；②作为不能耐受非甾体抗炎药的类风湿关节炎患者"桥梁"治疗；③用于其他治疗方法效果不佳的类风湿关节炎患者；④用于伴局部激素治疗指征（如关节腔内注射）的患者	对肾上腺皮质激素类药物过敏者禁用	餐后	一般每天不超过10毫克；有系统症状如伴有心、肺、眼和神经系统等器官受累的重症患者，其用量为每天30～40毫克，症状控制后减量至每天不得高于10毫克维持治疗	不良反应可见感染、消化性溃疡、高血压、糖尿病、骨质疏松、肌肉萎缩、伤口愈合延缓、白内障等	遮光，密封（10～30℃）保存
甲泼尼龙	①用于伴有血管炎等关节外表现的重症类风湿关节炎；②作为不能耐受非甾体抗炎药的类风湿关节炎患者"桥梁"治疗；③用于其他治疗方法效果不佳的类风湿关节炎患者；④用于伴局部激素治疗指征（如关节腔内注射）的患者	全身性真菌感染者、已知对甲泼尼龙片或甲泼尼龙过敏者禁用	餐后	用量为泼尼松使用剂量的80%	不良反应可见感染、消化性溃疡、高血压、糖尿病、骨质疏松、肌肉萎缩、伤口愈合延缓、白内障等	密闭，15～25℃保存

续表

常用药物	适应证	禁忌证	服用时间	用法用量	不良反应	储存条件
硫唑嘌呤	用于慢性类风湿关节炎及其维持治疗	已知对本品高度过敏的患者禁用	餐后	每天1.5～4毫克/千克，每天1次或分2次口服	可致骨髓抑制、肝功能损害、畸胎，亦可发生皮疹，偶见肌萎缩	遮光，密封保存
雷公藤多苷	用于风湿热瘀、毒邪阻滞所致的类风湿关节炎，可缓解关节肿痛	儿童、育龄期有孕育要求者、妊娠期和哺乳期妇女禁用；心、肝、肾功能不全者，严重贫血、白细胞和血小板降低者禁用；胃、十二指肠溃疡活动期患者禁用；严重心律失常者禁用	餐后	每天30～60毫克，分3次服用	不良反应包括对性腺的毒性，出现月经减少、停经、精子活力和数目降低，皮肤色素沉着、指甲变薄变软，肝损伤，胃肠道反应，骨髓抑制，肾功能损伤等	密封，遮光，置干燥处保存
白芍总苷	用于类风湿关节炎，可减轻关节肿痛	对本品过敏者禁用	餐前	每次0.6克，每天2～3次	大便次数增多，轻度腹痛、食欲缺乏等	密封保存
青藤碱	用于急性关节炎及类风湿关节炎	对本品过敏者禁用	餐前	每次60毫克，每天3次	少数患者出现皮疹或白细胞减少现象，停药后即可消失	密封保存

联合用药注意事项

糖皮质激素（泼尼松/甲泼尼龙）常与来氟米特、硫唑嘌呤等具有免疫抑制作用的药物联合用于类风湿关节炎，但以上两种药物都可能使机体免疫力下降，从而增加感染的风险。另外，糖皮质激素与非甾体抗炎药（如布洛芬、吲哚美辛等）联用，有增加和诱发患者消化道出血或溃疡的可能性，使用期间需特别注意。

特殊人群用药指导

1. 儿童用药指导　儿童类风湿关节炎患者禁用羟氯喹，可在医师的指导下选择使用柳氮磺吡啶、布洛芬、奥沙拉秦、泼尼松、甲泼尼龙、硫唑嘌呤，具体药物选择应遵医嘱。但是，儿童机体发育尚未完全，应尽量短期使用泼尼松、甲泼尼龙并加强监测，预防不良反应的发生。

2. 青少年用药指导　青少年类风湿关节炎患者在医师的指导下可选择使用柳氮磺吡啶、塞来昔布、泼尼松、甲泼尼龙、硫唑嘌呤、来氟米特，具体药物选择应遵医嘱。但是，青少年机体发育仍未完全，也应尽量短期使用泼尼松、甲泼尼龙并加强监测，预防不良反应的发生。

3. 老年人用药指导　老年类风湿关节炎患者在医师的指导下可选择使用布洛芬、奥沙拉秦、泼尼松、甲泼尼龙、硫唑嘌呤、来氟米特，具体药物选择应遵医嘱。但是，老年人肝肾功能多有不同程度减退，用药期间需加强监测血常规、肝肾功能等指标。

4. 妊娠期妇女用药指导　类风湿关节炎合并妊娠患者禁用来氟米特，而布洛芬、塞来昔布、奥沙拉秦、泼尼松、甲泼尼龙、硫唑嘌呤相对安全，具体药物选择应遵医嘱，权衡利弊后方可使用。但患者用药期间需在专科医（药）师的指导下定期孕检，严密监测胎儿的发育情况。

用药案例解析

案例 1

病史：患者，男性，71岁。诊断为类风湿关节炎，一直服用硫酸羟氯喹片进行治疗，症状控制较好。7个月前患者自行停药，购买药店推荐的治疗类风湿关节炎的中药保健品，并服用。近期患者手关节疼痛反复发作。

解析：类风湿关节炎为慢性疾病，需长期药物治疗以缓解症状，延缓病情的发展。患者在长期的药物治疗过程中会受到某些广告的误导，听信广告的夸大信息，从而停用所有治疗药物。类风湿关节炎是一种慢性疾病，必须长期使用药物治疗，一旦停药，则可能会导致疾病的加重或复发。所以，患者进行药物治疗期间不要片面地听信某些广告，自主停用或换用治疗药物。如有需要，必须到正规的医疗机构在专科医师指导下进行调整。

案例 2

病史：患者，女性，32岁。诊断为类风湿关节炎1年，伴癫痫，近半年来一直服用激素（醋酸泼尼松片）治疗。每次症状发作时自行口服布洛芬缓释胶囊，症状消失后即停用。近10天患者癫痫发作3次，住院后考虑激素诱导癫痫发作，最终停用醋酸泼尼松片并换用硫酸羟氯喹片进行治疗。

解析：泼尼松为糖皮质激素，精神症状为其副作用之一，其可诱导癫痫患者癫痫发作，故精神病或有癫痫病史患者禁用或不宜使用。类风湿关节炎患者应在医师或药师的指导下，合理选择和使用药物，才能最大程度获益。

温馨提示

(1)患者应在医师或药师指导下调整药物治疗方案，不得随意减量或停药。

(2)糖皮质激素长期服用过程中需警惕骨质疏松症，可在服用期间适当补充服钙剂和维生素D。

(3)老年患者长期服用非甾体抗炎药时需警惕消化道出血和溃疡的发生，生活中要注意大便颜色并定期到医院检查。

用药常见问题解析

Q1 服用金诺芬片的过程中需要注意些什么？

答： 金诺芬片常见的副作用有腹泻、稀便，偶伴有腹痛、恶心或其他胃肠道不适，通常较轻微短暂，无须停药。必要时可对症治疗。治疗开始前应做下列项目的检查：血常规、尿常规、血小板计数、肝肾功能。前三项在服药后至少每月检查1次。其他项目也应定期检查。

Q2 女性类风湿关节炎患者在备孕及妊娠期是否需要停用羟氯喹？

答： 女性类风湿关节炎患者妊娠期间使用羟氯喹与婴儿发生先天性缺陷、流产、死胎和早产等风险增加无关，也与活产率降低无关。但羟氯喹为4-氨基喹啉类化合物，在一些长期大剂量服用羟氯喹的盘状和系统性红斑狼疮（SLE）或类风湿关节炎的患者中出现了不可逆的视网膜损害。视网膜病变与剂量相关，在每天最大剂量不超过6.5毫克/千克体重情况下，发生视网膜损害的风险低。但超过推荐的每天剂量将会大大增加视网膜毒性的风险。所以,只有经医师判断妊娠期女性患者在接受该药预防和治疗的受益大于可能的危害时方可使用。

Q3 青霉胺和青霉素是同一类药物吗?

答: 不是同一类药物。青霉胺是青霉素的代谢产物,是含有巯基的氨基酸,对铜、汞、铅等重金属离子有较强的络合作用,性质稳定、溶解度高,广泛用于肝豆状核变性病(由于铜在各组织中沉积所引起),用药后,可使尿铜排出增加5～20倍,症状也可改善,作用比二巯丙醇强。对铅、汞中毒亦有解毒作用,但作用不及依地酸钙钠和二巯丙磺钠。在汞中毒治疗中,以用*N*-乙酰基-DL青霉胺为好。此外,临床上青霉胺可用于治疗风湿性关节炎、慢性活动性肝炎、硬皮病、口眼干燥、关节炎综合征等自身免疫性疾病。青霉素则是抗生素。

Q4 非甾体抗炎药为一线抗风湿药,能否单独应用以控制类风湿关节炎患者病情?

答: 非甾体抗炎药主要是通过抑制环氧化酶的活性,从而抑制花生四烯酸生成前列环素(PGI_2)、前列腺素和血栓素A,减少前列腺素、血栓素等炎性介质的合成,从而发挥抗炎、止痛、消肿等作用。非甾体抗炎药虽是治疗类风湿关节炎疾病的一线用药,可减轻关节疼痛和肿胀,但不能改变疾病进程或阻止关节破坏,因此不能单独应用。此类药物一旦长期使用,患者发生不良反应的概率会显著增加,因此应避免长期用药,且应严格控制剂量,使疗效/剂量最大化。

Q5 可以应用中药治疗类风湿关节炎吗?

答: 中药治疗类风湿关节炎有鲜明的优势，其不但具有良好的抗炎、镇痛效用，还具有良好的免疫抑制和调节作用，同时具有远期治疗效果良好、副作用较小、安全性高等优点。但是，对于一些患者认为有效的情况，我们无法判断这是中药治疗的效果，还是患者心理作用所致。如果患者想采取中药治疗，请到正规的医疗机构，咨询专科医师进行有效治疗。

Q6 雷公藤多苷片治疗类风湿关节炎的常用剂量是多少?

答: 雷公藤多苷片使用剂量与不良反应发生率呈正相关，小剂量用药时不良反应发生率明显降低，故建议用本品以小剂量(每天30毫克)维持治疗为佳。雷公藤多苷片用于治疗类风湿关节炎时多为联合用药，可提高疗效，减少不良反应。用药期间应严密监测患者，出现不良反应时须立即停药，并对症处理以达到安全、有效、合理的应用。

张荣嘎　沈爱宗

疾病二　脊柱关节炎

疾病概述

概述

脊柱关节炎(spondyloarthritis, SpA),既往又称作血清阴性脊柱关节病(seronegative spondyloarthropathies)或脊柱关节病(spondyloarthropathies),是一类慢性炎症性风湿性疾病,具有特定的病理生理、临床、放射学和遗传特征,炎性腰背痛伴或不伴外周关节炎,并有一定特征的关节外表现,这是这类疾病特有的症状和体征。该类疾病国内发病率达0.9%左右,常在中青年发病,除银屑病关节炎发病无性别差异外,其他几种疾病男性均多于女性。我国脊柱关节炎患者约有1 000万,其中80%是青壮年患者。

发病原因

脊柱关节炎的病因尚未完全明确,可能是遗传、环境及免疫系统失调等各种因素综合作用的结果。脊柱关节炎是与遗传相关的复杂疾病,它具有以下特点:遗传模式尚未完全确定,群体遗传异质性强,多基因参与,单一基因作用可能微弱,同时还受环境因素作用。其中,遗传因素在复杂性疾病的发生中起重要作用。可能还有多个微效基因参与其中。

临床表现

脊柱关节炎中强直性脊柱炎以中轴受累为主。早期主要表现为炎性腰背痛。晚期的临床表现非常明显，包括骶髂关节炎、脊柱部分或全部受累、患者体型体态变化、活动受限、影像学变化。具体表现为交替性臀部疼痛、炎性腰背痛、前胸壁疼痛、脊柱强直等。

脊柱关节炎除侵犯中轴（脊柱）关节外，外周关节受累也是常见的表现。很多脊柱关节炎患者病程中先出现外周关节肿痛，经过数年后才出现腰背痛症状，这些患者极易被误诊为其他类型的关节炎而不能得到及时、正确的诊断，从而延误患者的治疗甚至造成患者残疾。脊柱关节炎外周关节发病率的高低与患者年龄有关，呈现发病年龄越小，外周关节受累越明显，致残性越高的特点。

另外，反应性关节炎较常出现中高度发热，而其他类型脊柱关节炎在病情较重时常出现低至中等程度发热。病情较重时体重减轻、贫血和全身乏力亦较为常见。

脊柱关节炎最常合并的眼部损害是葡萄膜炎。强直性脊柱炎心脏受累的常见表现包括心脏瓣膜功能不全（主动脉瓣和二尖瓣反流）、不同程度的心脏传导系统功能异常和左心室功能不全。肺、胸膜受累最常见的是双肺的纤维化病变。进展期的强直性脊柱炎可出现脊柱骨折、肾脏病变。

治疗选择

1. 一般治疗

（1）脊柱关节炎患者尤其应注意康复锻炼。要谨慎而不间断地进行体育锻炼，以取得和维持脊柱关节的最好位置，增强椎旁肌肉和增加肺活量。站立时应尽量保持挺胸、收腹和双眼平视前方的姿势。坐位也应保持胸部直立。应睡相对较硬的床垫，多取仰卧位，避免促进屈曲畸形的体位，枕头不宜过高。减少或避免引起持续性疼痛的体力活动。炎性关节或其他软组织的疼痛可选择必要的物理治疗。

(2)脊柱关节炎患者常出现焦虑、抑郁、恐惧等不良情绪，还有一些患者会出现疲劳、述情障碍等，应采用躯体和心理治疗相结合的治疗方案，必要时可应用抗抑郁类药物，使患者正确认识疾病，树立信心和耐心，配合医师治疗。

2. *药物治疗*　　脊柱关节炎常用药物包括非甾体抗炎药、糖皮质激素、改善病情的抗风湿药物（如柳氮磺吡啶、甲氨蝶呤、来氟米特等）及生物制剂。其中，生物制剂针对脊柱关节炎发病机制的治疗比传统改善病情的抗风湿药物更具特异性，该类药物的出现使脊柱关节炎、类风湿关节炎等风湿性疾病的治疗进入了一个崭新的阶段。

3. *外科手术治疗*　　强直性脊柱炎引起的脊柱前屈或侧弯畸形较为严重，导致明显生活障碍者可考虑脊柱椎体截骨纠正畸形，对于髋关节间隙出现明显狭窄或股骨头坏死变形的患者，为了改善患者的关节功能和生活质量，可考虑行人工全髋关节置换术。

另外，关节镜可以有效地缓解脊柱关节炎继发的难治性关节滑膜炎症。关节镜操作的微创性显著减少了传统开放手术对关节及其周围组织的损伤，使患者术后康复期大大缩短。关节镜检查术还可用于检查关节软骨、获取滑膜组织。

预后

脊柱关节炎临床表现的轻重程度差异较大，有的患者病情反复持续进展，有的长期处于相对静止状态，可以正常工作和生活。几种脊柱关节炎病情逐渐进展，都可能发展成典型的强直性脊柱炎，而经过治疗，病情也可能得到控制。发病年龄较小、髋关节受累较早、反复发作的虹膜睫状体炎、诊断延迟、治疗不及时和不合理及不坚持长期功能锻炼的患者预后较差。尽管生物制剂的出现使本病的预后已经有了较大改观，但本病仍是一种慢性进展性疾病，应在专科医师指导下长期随诊。

药物治疗

治疗目标

脊柱关节炎应根据疾病活动度调整治疗方案，从而达到疾病缓解或维持持续的低疾病活动状态，具体治疗目标包括缓解症状和体征，恢复功能，防止关节损伤，提高患者生活质量，防止脊柱疾病的并发症如脊柱骨折、屈曲性挛缩等。常用的药物有依那西普、阿达木单抗和英夫利昔单抗，具体见前述。

常用药物

1. 非甾体抗炎药　可迅速改善患者腰背部疼痛和发僵，减轻关节肿胀和疼痛及增加活动范围，是治疗早期或晚期脊柱关节炎患者症状的首选药物。其相关药物的注意事项参见类风湿关节炎章节。

2. 糖皮质激素　长期口服治疗不仅不能阻止脊柱关节炎的发展，还会带来较多的不良反应。脊柱关节炎伴发的外周关节炎，可行长效皮质激素关节腔注射。其相关药物的注意事项参见类风湿关节炎章节。

3. 其他常用药物　其他治疗脊柱关节炎的常用药物见表2。

联合用药注意事项

糖皮质激素（泼尼松/甲泼尼龙）常与来氟米特、甲氨蝶呤等具有免疫抑制作用的药物联合用于脊柱关节炎，但以上两种药物都可能会引起机体免疫力下降，从而增加感染的风险；另外，糖皮质激素与非甾体抗炎药联用有增加和诱发消化道出血或溃疡的可能性，使用期间需特别注意。另外，两种非甾体抗炎药联用不仅不会增加疗效，反而会增加药物不良反应甚至可能带来严重后果。

特殊人群用药指导

1. 儿童用药指导　儿童脊柱关节炎患者可在医师的指导下选择使用柳氮磺吡啶、布洛芬、奥沙拉秦、泼尼松、甲泼尼龙等，具体药物选择应遵医嘱。儿童机体发育尚未完全，应尽量短期使用泼尼松、甲泼尼龙并加强监测，预防不良反应的发生。

2. 青少年用药指导　青少年脊柱关节炎患者在医师的指导下可选择使用柳氮磺吡啶、塞来昔布、泼尼松、甲泼尼龙、来氟米特等药物，具体药物选择应遵医嘱。青少年期机体发育仍未完全，也应尽量短期使用泼尼松、甲泼尼龙并加强监测，预防不良反应的发生。

表2　其他治疗脊柱关节炎的常用药物

常用药物	适应证	禁忌证	服用时间	用法用量	不良反应	储存条件
沙利度胺	用于难治性脊柱关节炎	对本品过敏者禁用，本品可致畸胎，妊娠期妇女禁用	该药容易引起困倦，适于晚间服用	初始剂量为50毫克/天，每2周递增50毫克，至150～200毫克/天维持	不良反应有嗜睡、口渴、肝酶升高、镜下血尿、外周神经受损、血细胞下降等	遮光，密封保存
柳氮磺吡啶	用于改善脊柱关节炎患者的外周关节炎，并对本病并发的葡萄膜炎有预防复发和减轻病变的作用	磺胺及水杨酸盐过敏者、肠梗阻或泌尿系梗阻患者、急性间歇性卟啉症患者禁用	餐时或饭后服用	通常推荐用量为2.0～3.0克，分2～3次口服，从小剂量开始	不良反应有消化系统症状、皮疹、血细胞减少、头痛、头晕及男性精子减少及形态异常	遮光，密封保存
甲氨蝶呤	可明显改善脊柱关节炎的外周关节炎症，使炎性指标下降、非甾体抗炎药用量减少，但脊柱病变没有变化	对本品过敏者慎用	餐后服用	每周剂量为7.5～25毫克，1天内服完	不良反应有胃肠不适、肝损伤、肺间质炎症和纤维化，血细胞减少、脱发、头痛及头晕等	遮光，密封保存
来氟米特	用于缓解脊柱关节炎的外周关节炎，但其不能改善中轴关节症状	对来氟米特及其代谢产物过敏者、妊娠期妇女及尚未采取可靠避孕措施的育龄妇女及哺乳期妇女禁用	睡前服用	50毫克，每天1次，3天后降至10～20毫克，每天1次	主要不良反应为白细胞下降、瘙痒、食欲下降、乏力、头晕、腹泻、轻度肝损伤、皮疹和恶心等	遮光，密封于阴凉处保存

3. 老年人用药指导　　老年脊柱关节炎患者在医师的指导下可选择使用布洛芬、奥沙拉秦、泼尼松、甲泼尼龙、来氟米特等药物，具体药物选择应遵医嘱。老年人肝肾功能多有不同程度的减退，用药期间需加强监测血常规、肝肾功能等指标。

4. 妊娠期妇女用药指导　　妊娠期脊柱关节炎患者禁用来氟米特，而布洛芬、塞来昔布、奥沙拉秦、泼尼松、甲泼尼龙则相对安全，具体药物选择应遵医嘱，权衡利弊后方可使用。但患者用药期间需在专科医（药）师的指导下定期孕检，严密监测胎儿的发育情况。妊娠期妇女服用沙利度胺可导致胎儿呈短肢畸形（海豹胎），因此妊娠期妇女及近期拟生育的患者（包括男性）应禁用本药。

用药案例解析

案例 1

病史：患者，女性，20岁。因反复腰骶部、左膝疼痛9个月，发热20余天入院。9个月前，患者出现腰骶部疼痛，伴晨僵，活动后缓解，休息后加重，渐出现左膝关节肿痛，活动受限。入院检查后诊断为脊柱关节炎，给予柳氮磺吡啶肠溶片（4片，2次/天）和注射用重组人Ⅱ型肿瘤坏死因子受体-抗体融合蛋白（25毫克，皮下注射，每周2次）规律治疗。治疗2个月后，患者腰骶部疼痛稍有改善，但左膝关节酸痛未缓解。之后患者又患肺炎，便停用重组人Ⅱ型肿瘤坏死因子受体-抗体融合蛋白。肺炎治愈后患者左膝关节酸痛仍然存在，经全主动脉CTA检查提示左侧颈总动脉及左侧锁骨下动脉、腹主动脉及左肾动脉改变，符合大动脉炎（TA），诊断为大动脉炎（广泛型）。给予甲泼尼龙片60毫克/天，应用7天，随后改为甲泼尼龙片40毫克，1次/天，口服，并予环磷酰胺0.8克冲击治疗。

解析：大动脉炎相关性脊柱关节炎已有报道，发病年龄多为15～55岁，女性多于男性(6∶1)，相比强直性脊柱炎，大动脉炎并发脊柱关节炎更易发病于女性患者。据报道，它们的发生可能与遗传易感性相关，具体的原因和机制需进一步探讨。在临床工作中需要警惕脊柱关节炎的年轻女性出现周身不定的疼痛伴发热、贫血、ESR和CRP升高，尚不能用疾病本身解释，应用生物制剂过程中出现ESR未降反升时需进一步查因，以避免漏诊和误诊。

案例2

病史：患者，女性，41岁。下腰痛伴不对称性下肢关节肿痛16年，全身鳞屑性红斑10年，近期下腰痛加重，伴低热，发际、头皮、躯干、四肢广泛分布有大小不等的鳞屑性红斑及斑丘疹，约粟米至甲盖大小。入院诊断为银屑病关节炎(脊柱关节炎型)。予甲氨蝶呤片10毫克/周，柳氮磺胺吡啶肠溶片1.0克，2次/天，双氯芬酸钠肠溶片75毫克/天，维A酸片30毫克/天联合治疗，6周后停服双氯芬酸钠肠溶片。预后情况：6周后患者下腰痛及右膝关节肿痛基本消失，全身红斑、丘疹明显消退，鳞屑减少，皮疹面积缩小，颜色转为暗褐色，无瘙痒，无新发皮疹；10周后复查ESR、CRP均在正常范围内；随访1年，病情无反复。

解析：银屑病关节炎作为一种慢性系统性炎性疾病，常伴随皮肤、黏膜等脏器受累表现，其中皮疹多先于关节炎出现，亦有少数患者先出现关节炎，而后出现皮疹。皮疹好发于头皮及四肢伸侧，尤其肘、膝部位，呈散发或泛发分布，要特别注意隐藏部位的皮损，如头发、会阴、臀部、脐等处的皮损；皮疹表现为丘疹或斑块，圆形或不规则形，表面有丰富的银白色鳞屑，去除鳞屑后为发亮的薄膜，去除薄膜可见点状出血，该特征对于银屑病具有诊断意义。存在银屑病的表现是本病与其他炎性关节炎的重要区别，皮肤病变程度与关节炎严重程度无直接关系，仅35%患者两者相关。

温馨提示

(1)患者应在医师或药师指导下调整药物治疗方案，切勿随意减量或停药。

(2)老年患者用药期间需加强监测血常规、肝肾功能等指标。

(3)用药过程中出现药物不良反应时应及时到医院就诊，不可擅自处理。

(4)用药期间如患有其他疾病应到医院就诊，请详述基础疾病及用药情况，方便医师全面考虑加用药物的有效性及安全性。

用药常见问题解析

Q1 应用生物制剂肿瘤坏死因子拮抗剂时要注意什么?

答： 应用该类生物制剂可降低人体对结核菌的抵抗力，因此在准备使用前必须对患者进行有关结核感染的筛查，包括询问是否有结核病病史、肺部影像学检查和结核菌素纯蛋白衍生物试验(PPD试验)，有条件者可进行结核分枝杆菌细胞斑点检测(TB-SPOT)。在使用本类药物治疗期间应避免与活动性结核病患者密切接触，如果患者出现提示结核感染的症状如持续性咳嗽、体重下降和低热时，要注意是否有结核感染。

该类生物制剂尚可能导致其他一些类型的不良反应，包括注射部位皮肤反应，增加感染风险，使隐性感染患者病情活动或活动性乙型病毒性肝炎加重，使原有的充血性心力衰竭加重及个别患者出现神经脱髓鞘病变等，另外，少数患者应用英夫利西单抗时可能出现输液反应，建议首次使用该药时密切观察患者反应。

Q2 服用沙利度胺时应注意什么？

答： 沙利度胺具有免疫抑制、免疫调节作用，通过稳定溶酶体膜抑制中性粒细胞趋化性，从而产生抗炎作用。其尚有抗前列腺素、组胺及5-羟色胺作用等。为了让沙利度胺更好地发挥治疗作用，同时避免其危害，患者使用沙利度胺时应当注意以下几点：

（1）使用沙利度胺前应告知患者，本品对育龄期妇女存在的风险。

（2）因妊娠期间服用沙利度胺会引起未出生胎儿发生严重的出生缺陷和死亡，所以在妊娠期间不应服用本品。

（3）因为本品有嗜睡的副作用，宜晚饭后服用。

（4）如果在治疗期间妊娠，必须立即停止使用沙利度胺，并咨询医师对胎儿做相应的处理。

（5）服用本品可能会引起外周神经病变，早期有手足麻木、针刺感或灼烧样痛，出现上述情况时应及时告知医师。

（6）患者在服用本品期间不可以献血。

Q3 来氟米特用于治疗脊柱关节炎的作用原理是什么？

答： 来氟米特是具有抗增殖活性的异噁唑类衍生物，能抑制二氢乳清酸合成酶，通过抑制嘧啶的全程生物合成，直接抑制淋巴细胞和B细胞的增殖。同时，其还能抑制酪氨酸激酶的活性，抑制核因子-κB（NF-κB）的活化和基因的表达，抑制细胞因子、黏附分子的表达，抑制抗体的产生和分泌及一氧化氮（NO）的生成，从而产生抗炎作用，因此可以用于缓解强直性脊柱炎伴发的外周关节炎。

Q4 银屑病关节炎抗炎治疗可以同时使用塞来昔布和吲哚美辛吗？

答： 塞来昔布和吲哚美辛均为非甾体抗炎药，同时使用2种或2种以上的非甾体抗炎药不仅不会增加疗效，反而会增加药物不良反应甚至可能带来严重后果。因此，塞来昔布和吲哚美辛不能同时使用。同时，评估某种非甾体抗炎药是否有效，应持续规则使用同样剂量至少2周。如一种药物治疗2～4周后疗效不明显，可改用其他不同类别的非甾体抗炎药。

Q5 柳氮磺吡啶为抗菌药物，为何可用于治疗脊柱关节炎？

答： 柳氮磺吡啶为磺胺类抗菌药物，是水杨酸与磺胺吡啶的偶氮化合物。在肠道内可被该处细菌分解为磺胺吡啶与5-氨基水杨酸（5-ASA）。磺胺吡啶有微弱的抗菌作用，它在药物分子中主要起载体作用，阻止5-ASA在胃和十二指肠部位被吸收。在肠道碱性条件下，肠道微生物使柳氮磺砒啶重氮键破裂从而释出有效成分。其机制目前认为主要是5-ASA与大肠壁结缔组织络合后较长时间停留在肠壁组织中起到抗菌消炎和免疫抑制作用,减少大肠杆菌和梭状芽孢杆菌,同时抑制肠前列腺素(溃疡性结肠炎患者前列腺素增加)及其他炎症介质(白三烯)的合成。其抗风湿作用可能是通过磺胺吡啶抑制肠道中的某些抗原性物质而产生的,从而抑制强直性脊柱炎和类风湿关节炎的免疫过程。因此,柳氮磺吡啶可用于类风湿关节炎和强直性脊柱炎等风湿免疫疾病的治疗。

张荣嘎　沈爱宗

疾病三　骨关节炎

疾病概述

概述

骨关节炎（osteoarthritis，OA）是一种最常见的关节疾病，是以关节软骨的变性、破坏及骨质增生为特征的慢性关节病。本病的发生与衰老、肥胖、炎症、创伤、关节过度使用、代谢障碍及遗传等因素有关。

骨关节炎在中年以后多发，女性多于男性。本病在40岁人群的患病率为10%～17%，60岁以上人群为50%，而在75岁以上人群则高达80%。本病有一定的致残率。

发病原因

1. 原发性骨关节炎　病因尚不清楚，可能是全身或局部的综合因素所致，如软骨营养、代谢异常、长期应力不平衡、累积微小创伤等，体重超重者下肢关节过于承重和劳损易发此病。

2. 继发性骨关节炎　继发性骨关节炎是在局部原有病变的基础上发生的病理变化，可发生于任何年龄。常见原因：①先天性关节结构异常；②后天性关节面不平整；③损伤或机械性磨损；④关节外畸形引起关节受力不平衡；⑤关节不稳定；⑥继发于其他关节疾病；⑦医源性因素。

临床表现

骨关节炎好发于膝、髋、手(远端指间关节、第一腕掌关节)、足(第一跖趾关节、足跟)、脊柱(颈椎及腰椎)等负重或活动较多的关节。常见症状和体征包括：

1. 关节疼痛及压痛　　本病最常见的表现是关节局部的疼痛和压痛。负重关节及双手最易受累。一般早期为轻度或中度间断性隐痛。休息时好转，活动后加重，随病情进展可出现持续性疼痛或导致活动受限。关节局部可有压痛，在伴有关节肿胀时尤为明显。疼痛在阴冷、潮湿和雨天会加重。

2. 关节肿大　　早期为关节周围的局限性肿胀，随病情进展可有关节弥漫性肿胀、滑囊增厚或伴关节积液，后期可在关节部位触及骨赘。

3. 晨僵　　患者可出现晨起或关节静止一段时间后僵硬感，活动后可缓解。本病的晨僵时间一般为数分钟至十几分钟，很少超过0.5小时。

4. 关节摩擦音(感)　　多见于膝关节。软骨破坏、关节表面粗糙造成关节活动时的摩擦音(感)。

5. 关节活动受限　　关节肿痛、活动减少、肌肉萎缩、软组织挛缩等引起关节无力、活动受限。关节活动受限缓慢发生，早期表现为关节活动不灵，以后关节活动范围减小。还可因关节内的游离体或软骨碎片出现活动时的“绞锁”现象。

治疗选择

骨关节炎的治疗应个体化，应充分考虑患者的危险因素、受累关节的部位、关节结构改变、炎症、疼痛程度、伴发病等具体情况及病情。治疗原则应以非药物治疗联合药物治疗为主，必要时应给予手术治疗。

1. 非药物治疗　在骨关节炎的治疗中有很重要的作用，包括患者教育、运动和生活指导及物理治疗等。

(1)患者教育：①使患者了解本病绝大多数预后良好，消除其思想负担。②告诫患者避免对本病治疗不利的各种因素，建立合理的生活方式。例如，保护受累的关节，避免长久站立、跪位和蹲位、爬楼梯、不良姿势等。③在医师指导下规范用药，了解所用药品的用法和不良反应。④家庭和社会的支持与帮助对患者的治疗起积极作用。

(2)运动和生活指导：①合理的关节肌肉锻炼，关节在非负重状态下进行活动，以保持关节活动度；进行有关肌肉或肌群的锻炼以增强肌肉的力量和增加关节的稳定性。②对不同受累关节进行不同的锻炼，如手关节可做抓握锻炼，膝关节在非负重情况下做屈伸活动，颈椎和腰椎关节进行轻柔的不同方向活动。③有氧运动，步行、游泳、骑自行车等有助于保持关节功能。④肥胖者应减轻体重，超重会增加关节负担，应保持标准体重。⑤减轻受累关节的负荷，可使用手杖、助步器等协助活动。⑥保护关节，可戴保护关节的弹性套，如护膝等；对髌股关节腔室骨关节炎采用髌骨内侧贴扎治疗可显著减轻疼痛；避免穿高跟鞋，应穿软、有弹性的运动鞋，用适合的鞋垫，对膝关节内侧室骨关节炎可用楔形鞋垫辅助治疗。

（3）物理治疗：急性期物理治疗的主要目的是止痛、消肿和改善关节功能；慢性期物理治疗的目的是以增强局部血液循环和改善关节功能为主。物理治疗可以减轻疼痛症状和缓解关节僵直，包括针灸、按摩、推拿、热疗、水疗等。

2. 药物治疗　主要分为控制症状的药物、改善病情的药物及软骨保护剂，如非甾体抗炎药、糖皮质激素、氨基葡萄糖等。

3. 外科治疗及其他治疗　经内科治疗无明显疗效，病变严重及关节功能明显障碍的患者可以考虑外科治疗，以校正畸形和改善关节功能。外科治疗的主要途径是关节镜手术和开放手术。

（1）关节镜手术：经内科规范治疗仍无效者，可予关节内灌洗来清除纤维素、软骨残渣及其他杂质，此为关节清创术；或通过关节镜去除软骨碎片，以减轻症状，此为游离体摘除术。

（2）开放手术：①截骨术可有效缓解患者的髋或膝关节疼痛。②人工关节置换术，对60岁以上、正规药物治疗反应不佳的进展性骨关节炎患者可予以关节置换，由此可显著减轻疼痛症状，改善关节功能。③关节融合术。

预后

大多数患者预后良好，严重关节畸形和功能障碍者仅属少数。

药物治疗

治疗目标

骨关节炎治疗的目标在于缓解疼痛、阻止和延缓疾病的进展，保护关节功能，改善生活质量。

常用药物

治疗骨关节炎的常用药物见表3。

联合用药注意事项

糖皮质激素与非甾体抗炎药联用，有增加和诱发患者消化道出血或溃疡的可能性，使用期间需特别注意。氨基葡萄糖与硫酸软骨素联用起协同作用，氨基葡萄糖应在进餐时服用。

特殊人群用药指导

1. 儿童用药指导　　骨关节炎也称退行性关节病，发病人群主要是成人，缺少儿童的相关资料。

2. 青少年用药指导　　骨关节炎也称退行性关节病，发病人群主要是成人，缺少青少年的相关资料。

3. 老年人用药指导　　老年骨关节炎患者在医师的指导下可选择对乙酰氨基酚、塞来昔布、氨基葡萄糖、玻璃酸钠、硫酸软骨素、双膦酸盐等，具体药物选择应遵医嘱。但老年人肝肾功能多有不同程度减退，用药期间需加强监测血常规、肝肾功能等指标。超过70岁并且伴有严重肾功能不全的老年患者使用双醋瑞因应剂量减半或遵医嘱。

4. 妊娠期妇女用药指导　　骨关节炎合并妊娠患者禁用氨基葡萄糖；慎用对乙酰氨基酚、曲马多。妊娠期妇女不宜使用双醋瑞因、双膦酸盐、多西环素；塞来昔布在妊娠晚期（第30周开始）应避免使用，因为塞来昔布可能导致胎儿动脉导管提前闭合。而玻璃酸钠和复方倍他米松，妊娠期妇女应权衡利弊使用，用药期间需在专科医（药）师的指导下定期孕检，严密监测胎儿的发育情况。

表3 治疗骨关节炎的常用药物

常用药物	适应证	禁忌证	服用时间	用法用量	不良反应	储存条件
对乙酰氨基酚	用于缓解轻至中度疼痛	严重肝肾功能不全者禁用	餐后	每次0.3～0.6克，每天2～3次，每天剂量不超过4克	偶见皮疹、荨麻疹、药物热、粒细胞减少及胃肠道症状，长期大量使用会导致肝肾功能异常	密封保存
塞来昔布	用于减轻疼痛及肿胀，改善关节的活动	已知对磺胺过敏者，有活动性消化道溃疡/出血的患者，服用阿司匹林或其他非甾体抗炎药后诱发哮喘、荨麻疹或过敏反应的患者，冠状动脉搭桥手术围手术期疼痛的患者，重度心力衰竭患者禁用	餐后	200毫克每天1次或100毫克每天2次，口服	常见不良反应有腹泻、胃食管反流、恶心、呕吐、皮疹、呼吸困难、高血压等	密闭，25℃以下保存
美洛昔康	用于骨关节炎症状加重时的短期症状治疗，减轻疼痛及肿胀，改善关节的活动	对本药或其赋形剂成分过敏者或对其他非类固醇药过敏者、妊娠期或哺乳期妇女、消化道溃疡者或其他出血症的患者、严重肝功能不全者、非透析性严重肾功能不全者禁用	餐后	每次7.5毫克，每天1次；需要时，每次15毫克，每天1次	常见不良反应如贫血、头晕、头痛、腹痛、腹泻、恶心、消化性溃疡、皮疹、瘙痒等	遮光、密封存放于30℃以下环境，儿童伸手不能触及处
双氯芬酸钠	用于减轻疼痛及肿胀，改善关节的活动	服用本品、阿司匹林或其他非甾体抗炎药出现过敏反应、哮喘、荨麻疹或其他变态反应的患者禁用	餐时	每天剂量为100～150毫克，分2～3次服用	可引起头痛及腹痛、便秘、恶心等	密封，在干燥处保存

续表

常用药物	适应证	禁忌证	服用时间	用法用量	不良反应	储存条件
醋氯芬酸	用于减轻疼痛及肿胀，改善关节的活动	对本品或其他非甾体抗炎药出现过敏者，胃、十二指肠溃疡及出血或凝血障碍者，严重心力衰竭、肝肾功能不全者禁用	可与食物同服	每天2次，每次50～100毫克，每天剂量不超过200毫克	最常见不良反应有消化不良和腹痛	密闭，在干燥处保存
可待因	用于急性疼痛，对乙酰氨基酚及非甾体抗炎药不能充分缓解疼痛或有用药禁忌者	对本品过敏者禁用	餐前餐后均可	①每次15～30毫克，每天30～90毫克；②极量：每次90毫克，每天240毫克	较多见的不良反应有心理变态或幻想，呼吸微弱或不规则，心率或快或慢、异常等。长期应用可引起依赖性	遮光，密封保存
曲马多	用于急性疼痛，对乙酰氨基酚及非甾体抗炎药不能充分缓解的疼痛或有用药禁忌者	酒精中毒，安眠药、镇痛剂或其他精神药物中毒者禁用	餐前餐后均可	每次50～100毫克，每天2～3次；每天剂量不超过400毫克	不良反应偶见出汗、恶心、呕吐、食欲缺乏、嗜睡等	密封保存
复方倍他米松	用于关节内和关节周围注射，治疗关节炎	全身性真菌感染、对倍他米松或其他糖皮质激素类药物过敏者禁用	—	关节内注射：大关节（膝、髋、肩关节）1～2毫升；中等关节（肘、腕、踝关节）0.5～1毫升；小关节（足、手、胸关节）0.25～0.5毫升，局部注射	不良反应与剂量和疗程有关，可见感染、消化性溃疡、高血压、糖尿病、骨质疏松、肌肉萎缩、伤口愈合延缓、白内障等	避光，2～25℃保存

续表

常用药物	适应证	禁忌证	服用时间	用法用量	不良反应	储存条件
玻璃酸钠	用于缓解关节疼痛、改善关节活动，适用于非药物治疗和单纯止痛剂疗效不佳的膝关节骨关节炎	对本品任何成分过敏者禁用	—	成人每次1支（25毫克），每周1次、连续5次注入关节内，适当增减次数，关节腔注射	不良反应主要为局部疼痛、肿胀、关节水肿等	25℃以下，避免冷冻
氨基葡萄糖	适用于全身各个部位关节炎，缓解骨关节炎的疼痛症状，改善关节功能，延缓骨关节炎的病理过程和疾病进程	对本品过敏者禁用	进餐时	每天剂量不应小于1 500毫克，分2～3次服用，吃饭时或饭后服用。8周为1个疗程或根据需要延长	极少数病例出现胃肠道不适，如恶心和便秘，偶见轻度嗜睡	密封，于干燥处保存
硫酸软骨素	用于减轻骨关节炎症状，改善关节功能	对本品过敏者禁用	餐后	成人每天1 200毫克，每天2～3次	个别患者出现胸闷、恶心、牙龈少量出血等	密封，遮光，于干燥处保存
双醋瑞因	用于改善骨关节炎疼痛症状和关节功能	对本品过敏者禁用，对曾出现肠道不适（尤其是过敏性结肠炎）的患者需权衡利弊	餐后	每天2次，每次50毫克，一般服用时间不少于3个月	用药初期常见轻度腹泻，继续治疗后会自动消失；偶见尿液变黄	密闭，15～25℃保存
多西环素	用于抗炎和减少骨的重吸收作用	有四环素类药物过敏史者禁用	餐后	每次100毫克，每天1～2次口服	恶心、呕吐、斑丘疹、肝毒性、二重感染、血小板减少、中性粒细胞减少等	遮光，密闭保存

续表

常用药物	适应证	禁忌证	服用时间	用法用量	不良反应	储存条件
阿仑膦酸钠	用于抑制破骨细胞溶解矿物质，同时防止矿物质外流	食管异常、不能站立或坐直30分钟、低钙血症、对本品任何成分过敏者禁用	在清晨用一满杯白水送服，并且在服药后至少30分钟之内和当天第一次进食前，患者应避免躺卧	每周1次，每次70毫克，或每天1次，每次10毫克	不良反应通常轻微，如过敏反应、胃肠道反应等	15～30℃保存

用药案例解析

案例 1

病史：患者，女性，48岁。1年前无明显诱因下出现双膝、双踝关节肿痛，休息后可好转，开始一直未予以重视，半年前关节肿痛加重，明确诊断为骨关节炎，予以积极抗炎镇痛、营养软骨等对症处理后好转出院。出院后拒绝服用药物，未定期复查。3天前患者双膝、双踝关节肿痛较前加重，呈持续钝痛，伴有活动受限，遂于医院就诊。

解析：该患者的用药依从性不好，需要医务人员加强疾病及用药宣教，告知疾病的危害及接受正规治疗的必要性。告知药物治疗的目的，药物的用法、用量和注意事项等，不能自行停药、购药，提高患者的用药依从性，提高药物治疗效果。

案例 2

病史：患者，女性，52岁。双膝关节疼痛半年余，自行服用布洛芬缓释胶囊可缓解，近期肿痛加重，服用布洛芬缓释胶囊效果不佳，购买塞来昔布胶囊加强止痛，服用后腰部出现大块椭圆形红斑，就诊后询问病史得知该患者有磺胺类药物过敏史。

解析：塞来昔布是一种磺胺类药物，可能会引起严重的，甚至致命的皮肤不良反应，不可用于对磺胺过敏者。在第一次使用出现皮肤皮疹或过敏反应的任何其他征象时，应立即停用。

温馨提示

(1)骨关节炎患者应去正规医疗机构接受规范治疗。

(2)治疗药物应在医师或药师指导下使用,不得随意购买、减量或停药。

(3)塞来昔布的严重心血管事件呈剂量相关性增加,有磺胺类药物过敏史的患者禁用。

用药常见问题解析

Q1 氨基葡萄糖能与硫酸软骨素联合使用吗?

答: 氨基葡萄糖与硫酸软骨素联用起协同作用。氨基葡萄糖能刺激软骨基质的合成,硫酸软骨素则抑制其降解,两者联用可增加软骨基质含量,能更有效地保护关节软骨、逆转损坏及促进损伤修复,因此两者合用可延缓骨关节炎的发展并减轻症状。

Q2 骨关节炎需要用抗菌药物“消炎”吗?

答: 骨关节炎是以关节软骨的变性、破坏及骨质增生为特征的慢性关节病。临床表现为疼痛、肿胀等。它的“炎症”不是通常意义上的感染性炎症,而是无菌性炎症,所以它在急性期仍然需要消炎,但不使用抗菌药物。

Q3 骨关节炎合并高血压的患者可以使用塞来昔布吗?

答: 塞来昔布可导致新发高血压或使已有的高血压加重,其中的任何一种都可导致心血管事件的发生率增加。服用噻嗪类或髓袢利尿剂的患者，可能会影响治疗效果，高血压患者应慎用塞来昔布，如果使用应密切监测血压。

Q4 氨基葡萄糖服用多长时间才有效？

答：氨基葡萄糖应在进餐时服用，常用剂量每天不应<1 500毫克，否则疗效欠佳；分2～3次服用，持续8周以上显效，使用1年以上疗效更稳定。

Q5 长期服用非甾体抗炎药不良反应较大，该如何避免？

答：非甾体抗炎药既有止痛作用又有抗炎作用，是最常用的一类控制骨关节炎症状的药物，但长期服用则有较多副作用，如肝肾功能损害、消化道溃疡和出血等。镇痛药物应使用最低有效剂量，短疗程；应用时间越长，剂量越大，发生不良反应的可能性越大。有胃肠道危险因素者可应用选择性环氧合酶(COX)-2抑制剂（如塞来昔布），或加用H_2受体阻断剂（如雷尼替丁）和（或）质子泵抑制剂（如雷贝拉唑）等。如患者有发生心血管不良事件的危险则应慎用非甾体抗炎药。药物种类及剂量的选择应个体化，充分考虑患者个人的基础情况。

Q6 骨关节炎患者需要补充维生素吗？

答：骨关节炎患者的软骨损伤可能与氧自由基的作用有关，近年来的研究发现，维生素A、维生素C、维生素E可能主要通过其抗氧化机制而有益于骨关节炎的治疗。维生素D则通过对骨的矿化和细胞分化的影响在骨关节炎治疗中发挥作用。因此，骨关节炎患者可以适当地补充维生素A、维生素C、维生素D、维生素E。

Q7 双膦酸盐是用于治疗骨质疏松症的，为什么可以治疗骨关节炎？

答： 骨关节炎和骨质疏松同属增龄性疾病，临床和流行病学证实，两者常同时存在，骨关节炎的有些症状还可能是由骨质疏松所致。双膦酸盐在骨关节炎治疗中的主要作用是抑制破骨细胞溶解矿物质，同时防止矿物质外流，还可抑制胶原酶和前列腺素E，减少骨赘形成，具有延缓骨关节炎发展的作用。

Q8 关节腔内注射玻璃酸钠需要注意什么？

答： 关节腔内注射玻璃酸钠须进行严格的无菌操作，避免药液外漏，药液必须准确地注入关节腔内。当关节有严重的炎症时，注入本品会加重局部炎症反应，应消除炎症后再使用。症状未改善时，注射次数应以5次为限。给药部位有皮肤病或感染的患者应慎重用药。

刘 俊 沈爱宗

疾病四　成人斯蒂尔病

疾病概述

概述

斯蒂尔病本是指系统性起病的幼年型慢性关节炎，但相似的疾病也可发生于成年人，因此称为成人斯蒂尔病（adult onset Still's disease，AOSD）。本病曾称为变应性亚败血症，1987年以后统一称为成人斯蒂尔病。本病男女患病率相近，散布世界各地，无地域差异，好发年龄为16～35岁，亦可见到高龄发病。

发病原因

本病病因尚不清楚。

临床表现

1. *发热*　　是本病最常见、最早出现的症状。80%以上的患者呈典型的弛张热，体温常在39℃以上。

2. *皮疹*　　是本病的另一主要表现，见于85%以上的患者，典型皮疹为橘红色斑疹或斑丘疹。有时皮疹形态多变，可呈荨麻疹样。皮疹主要分布于躯干、四肢，也可见于面部。本病皮疹的特点是常与发热伴行，常在傍晚开始发热时出现，次日早晨热退后皮疹亦消失。

3. 关节及肌肉症状　　几乎100%患者有关节疼痛，关节炎在90%以上。膝关节、腕关节最常累及，其次为踝关节、肩关节、肘关节，近端指间关节、掌指关节及远端指间关节亦可受累。发病早期受累关节少，以后可增多呈多关节炎。不少患者受累关节的软骨及骨组织可出现侵蚀破坏，故晚期有可能出现关节僵直、畸形。肌肉疼痛常见，占80%以上。多数患者发热时出现不同程度肌肉酸痛，部分患者出现肌无力及肌酶轻度增高。

4. 咽痛　　多数患者在疾病早期有咽痛，有时存在于整个病程中，发热时咽痛出现或加重。退热后缓解。患者可有咽部充血，咽后壁淋巴滤泡增生及扁桃体肿大，咽拭子培养阴性，抗生素治疗无效。

5. 其他临床表现　　本病患者可出现周围淋巴结肿大、肝脾大、腹痛（少数似急腹症）、胸膜炎、心包积液、心肌炎和肺炎。较少见的有肾脏损害、中枢神经系统异常、周围神经系统损害。少数患者可出现急性呼吸衰竭、充血性心力衰竭、心包填塞、缩窄性心包炎、弥散性血管内凝血、严重贫血及坏死性淋巴结病。

治疗选择

本病尚无根治方法，但如能及早诊断、合理治疗，可以控制发作、防止复发。急性发热炎症期的治疗可首先单独使用非甾体抗炎药；单独使用非甾体抗炎药症状不缓解的患者，加用糖皮质激素，常用泼尼松0.5～1.0毫克/（千克·天）；症状仍不缓解或激素减量复发的患者，加用改善病情的抗风湿药物，首选甲氨蝶呤；若病情控制不满意，在甲氨蝶呤基础上，联合其他改善病情的抗风湿药物，部分难治或重症患者，可配合糖皮质激素冲击治疗，必要时予生物制剂。缓解后逐个减停改善病情的抗风湿药物，直到单予甲氨蝶呤维持，同时递减激素用量，过渡到仅予非甾体抗炎药，然后停药观察。

预后

成人斯蒂尔病患者的病情、病程呈多样性，少部分患者1次发作缓解后不再复发，有自限倾向。而多数患者缓解后易反复发作。还有慢性持续活动的类型，最终表现为慢性关节炎，出现软骨和骨质破坏，酷似类风湿关节炎。需强调指出的是，成人斯蒂尔病是一种排除性诊断的疾病，至今仍无特定的统一诊断标准。即使在确诊后，仍要在治疗、随访过程中随时调整药物，以改善预后；且长期观察随访，注意转化为如肿瘤、感染和其他疾病等，从而修订诊断，改变治疗方案。

药物治疗

治疗目标

成人斯蒂尔病的药物治疗目标是控制发作，防止复发。

常用药物

治疗成人斯蒂尔病的常用药物见表4。

表4 治疗成人斯蒂尔病的常用药物

常用药物	适应证	禁忌证	服用时间	用法用量	不良反应	储存条件
尼美舒利	用于急性发热炎症期的成人斯蒂尔病	对本品过敏、有对阿司匹林过敏史、消化道溃疡、严重凝血障碍、心力衰竭、肝肾功能损害者禁用	餐后	100毫克/次，每天2次，口服	较常见的有胃灼热、恶心、胃痛、过敏性皮疹、头晕、嗜睡、消化道溃疡等	密闭，在干燥处保存
布洛芬	用于急性发热炎症期的成人斯蒂尔病	对阿司匹林诱发哮喘的患者、对其他非甾体抗炎药过敏者、妊娠期及哺乳期妇女禁用	餐后	每天剂量1.2～3.2克，分3～4次，口服	常见过敏性皮疹、胃烧灼感或消化不良、胃痛或不适感（胃肠道刺激或溃疡形成）、恶心、呕吐、头晕等	密封保存
泼尼松	适用于对单独使用非甾体抗炎药无效、症状控制不好或减量复发者或有系统损害、病情较重者的成人斯蒂尔病急性炎症期	肾上腺皮质激素类药物过敏者、全身性真菌感染者禁用	早8:00顿服	每天0.5～1毫克/千克，病情稳定1～3个月后逐渐减量到最小维持量（5～10毫克）	可见感染、消化性溃疡、高血压、糖尿病、骨质疏松、肌肉萎缩、伤口愈合延缓、白内障等	遮光，密封（10～30℃）保存

续表

常用药物	适应证	禁忌证	服用时间	用法用量	不良反应	储存条件
甲泼尼龙	适用于对单独使用非甾体抗炎药无效、症状控制不好、减量复发者或有系统损害、病情较重的成人斯蒂尔病急性炎症期患者	全身性真菌感染者、已知对甲泼尼龙片或甲泼尼龙过敏者禁用	早8:00顿服	用量为泼尼松使用剂量的80%	可见感染、消化性溃疡、高血压、糖尿病、骨质疏松、肌肉萎缩、伤口愈合延缓、白内障等	密闭，15 ～ 25℃保存
甲氨蝶呤	用于成人斯蒂尔病改善病情、抑制炎症反应，适用于激素不能控制的发热或激素减量即复发者或关节炎表现明显者	对本品高度过敏者、妊娠期及哺乳期妇女禁用	餐后	每周剂量7.5 ～ 20毫克，个别重症可酌情加大剂量	常见肝损伤、胃肠道反应、骨髓抑制和口角糜烂	遮光，密封保存
柳氮磺吡啶	适用于成人斯蒂尔病，有改善病情作用，适用于激素不能控制的发热或激素减量即复发者，或关节炎表现明显者	磺胺及水杨酸盐过敏者、肠梗阻或泌尿系梗阻患者、急性间歇性卟啉症患者禁用	餐时	开始每天250 ～ 500毫克，之后每周增加500毫克，直至每天2.0克，如疗效不明显可增至每天3.0克	①最常见的不良反应为恶心、厌食、体温上升、红斑及瘙痒、头痛、心悸；②较少见的不良反应为骨髓抑制、胃痛腹痛、头晕耳鸣、蛋白尿血尿、肝炎、胰腺炎、可逆性精子缺乏症、皮肤病变等	遮光，密封保存

续表

常用药物	适应证	禁忌证	服用时间	用法用量	不良反应	储存条件
来氟米特	适用于成人斯蒂尔病，有改善病情作用，用于激素不能控制的发热或激素减量即复发者或关节炎表现明显者	对来氟米特及其代谢产物过敏者、儿童、妊娠期及哺乳期妇女禁用	睡前	10～20毫克/天，每天1次	主要表现为白细胞、血小板下降，瘙痒，食欲下降，乏力，头晕，腹泻，轻度肝损伤，皮疹和恶心等	遮光，密封于阴凉处保存
羟氯喹	适用于成人斯蒂尔病，有改善病情作用，用于激素不能控制的发热或激素减量即复发者或关节炎表现明显者	视网膜或视野改变的患者、已知对4-氨基喹啉化合物过敏的患者及儿童禁用	餐时	每天0.2～0.4克，分2次服用	视网膜色素沉着、视野缺损、皮疹、胃肠道反应等	密闭，25℃以下保存
环孢素	适用于单独使用甲氨蝶呤病情控制不满意的成人斯蒂尔患者，可联合使用甲氨蝶呤	对环孢素过敏者禁用，严重肾功能不全、未控制的高血压、感染及恶性肿瘤者忌用或慎用，妊娠期和哺乳期妇女禁用	固定每天服药时间	起始剂量为3～5毫克/千克，维持量2～3毫克/千克，分1～2次，口服	较常见的不良反应有厌食、恶心、呕吐、牙龈增生伴出血、疼痛等，其突出的不良反应为血肌酐和血压的升高	遮光，密封，于阴凉处保存
硫唑嘌呤	用于病情控制不满意的成人斯蒂尔患者，可联合甲氨蝶呤使用	已知对本品高度过敏的患者禁用	餐后	常用剂量为每天1～2毫克/千克，一般100毫克/天，维持量50毫克/天，口服	可致骨髓抑制、肝功能损害、畸胎，亦可发生脱发、皮疹、恶心、呕吐，偶见肌萎缩	遮光，密封保存

续表

常用药物	适应证	禁忌证	服用时间	用法用量	不良反应	储存条件
环磷酰胺	用于重症成人斯蒂尔患者	凡有骨髓抑制、感染、肝肾功能损害、对本品过敏者、妊娠及哺乳期妇女禁用	—	冲击疗法为500～1000毫克/米^{3}体表面积。每3～4周1次，均静脉滴注。小剂量为1～2毫克/(千克·天)，一般100毫克，维持量为50毫克/天，静脉滴注	恶心呕吐、骨髓抑制、出血性膀胱炎及膀胱癌、肝损害及黄疸、脱发、感染、致畸和性腺抑制	遮光，密闭，在30℃以下保存
依那西普	适用于难治、复发、重症和高度活动的成人斯蒂尔患者，与改善病情的抗风湿药物联合使用	对本品中活性成分或其他任何成分过敏者、脓毒血症患者或存在脓毒血症风险的患者、对包括慢性或局部感染在内的严重活动性感染的患者禁用	—	25毫克每周2次或50毫克每周1次，皮下注射	常见的不良反应报告为注射部位反应(如疼痛、肿胀、瘙痒、红斑和注射部位出血)、感染(如上呼吸道感染、支气管炎、膀胱感染和皮肤感染)、变态反应、自身抗体形成、瘙痒和发热	于2～8℃冰箱内储存，不得冷冻

续表

常用药物	适应证	禁忌证	服用时间	用法用量	不良反应	储存条件
托珠单抗	适用于难治、复发、重症和高度活动的成人斯蒂尔患者，与改善病情的抗风湿药物联合使用	对本品过敏者、感染活动期患者禁用	—	4～6毫克/千克，每月静脉滴注1次，滴注时间在1小时以上	不良反应常见上呼吸道感染、腹痛、口腔溃疡、头晕、头痛、皮疹、高血压、细菌性关节炎、ALT升高等	避光，2～8℃保存和运输，不得冷冻
英夫利西单抗	适用于难治、复发、重症和高度活动的成人斯蒂尔患者，与改善病情的抗风湿药物联合使用	对鼠源蛋白或本品其他成分过敏的患者禁用，剂量高于5毫克/毫升时禁用于中重度心力衰竭患者	—	初用时分别于第0、2、6周，3毫克/千克，以后每8周注射1次。静脉滴注时间不少于2小时	不良反应常见输液相关反应、上呼吸道感染、病毒感染、腹痛、恶心、中性粒细胞减少、头晕、头痛、结膜炎、高血压、ALT升高等	2～8℃避光保存
阿达木单抗	适用于难治、复发、重症和高度活动的成人斯蒂尔患者，与改善病情的抗风湿药物联合使用	对于本品或制剂中其他成分过敏者、活动性结核或者其他严重的感染疾患如败血症和机会感染等患者禁用，中度到重度心力衰竭患者禁用	—	40毫克，每2周1次，皮下注射	①严重的不良反应为重度感染、神经功能影响及淋巴系统的某些恶性肿瘤；②常见的不良反应是感染（如鼻咽炎、上呼吸道感染和鼻窦炎）、注射部位反应（红斑、瘙痒、出血、疼痛或肿胀）、头痛和骨骼肌疼痛	于2～8℃冰箱内储存，不得冷冻

续表

常用药物	适应证	禁忌证	服用时间	用法用量	不良反应	储存条件
雷公藤多苷	适用于成人斯蒂尔病慢性期，以关节炎为主要表现时	儿童、育龄期有孕育要求者、妊娠期和哺乳期妇女禁用，心、肝、肾功能不全者禁用，严重贫血、白细胞和血小板降低者禁用，胃、十二指肠溃疡活动期患者禁用，严重心律失常者禁用	餐后	每天30～60毫克，分3次服用	不良反应包括对性腺的毒性，出现月经减少、停经、精子数量减少活力下降，皮肤色素沉着、指甲变薄软，肝损伤，胃肠道反应，骨髓抑制，肾功能损伤等	密封，遮光，置干燥处保存
白芍总苷	适用于成人斯蒂尔病慢性期，以关节炎为主要表现时	对本品过敏者禁用	餐后	每次0.6克，每天2～3次	大便次数增多，轻度腹痛、食欲缺乏等	密封保存
青藤碱	适用于成人斯蒂尔病慢性期，以关节炎为主要表现时	对本品过敏者禁用	餐前	每次60毫克，每天3次	少数患者出现皮疹或白细胞减少现象，停药后即可消失	密封保存

注：ALT为丙氨酸转氨酶即谷丙转氨酶（GPT）。

联合用药注意事项

糖皮质激素（泼尼松/甲泼尼龙）常与甲氨蝶呤、来氟米特、硫唑嘌呤等具有免疫抑制作用的药物联合用于成人斯蒂尔病，但以上药物都可能使机体免疫力下降，从而增加感染的风险。另外，糖皮质激素与非甾体抗炎药联用，有增加和诱发患者消化道出血或溃疡的可能性，使用期间需特别注意。

特殊人群用药指导

1. 青少年用药指导　青少年患者在医师的指导下可选择尼美舒利、泼尼松、甲泼尼龙、硫唑嘌呤、柳氮磺吡啶使用，小于18岁的患者建议不要使用来氟米特，具体药物选择应遵医嘱。但青少年期发育仍未完全，使用泼尼松、甲泼尼龙时也应尽量短期使用并加强监测，预防不良反应的发生。

2. 老年人用药指导　老年患者在医师的指导下可选择布洛芬、泼尼松、甲泼尼龙、硫唑嘌呤、来氟米特使用，具体药物选择应遵医嘱。但老年人肝肾功能多有不同程度减退，用药期间需加强监测血常规、肝肾功能等指标。

3. 妊娠期妇女用药指导　成人斯蒂尔病合并妊娠患者禁用布洛芬、甲氨蝶呤、来氟米特、硫唑嘌呤、环磷酰胺、柳氮磺吡啶、雷公藤，避免使用羟氯喹，不推荐使用尼美舒利。泼尼松、甲泼尼龙相对安全，应权衡利弊后使用。但用药期间需在专科医（药）师的指导下定期孕检，严密监测胎儿的发育情况。

用药案例解析

案例 1

病史：患者，男性，21岁。发热伴全身皮疹7天入院，入院后完善相关检查诊断为成人斯蒂尔病，予以甲氨蝶呤片和泼尼松片治疗好转后带药出院。出院后患者自觉完全康复，停用泼尼松片，数日后疾病复发再次入院进行治疗。

解析：泼尼松是控制成人斯蒂尔病常用的重要基础性药物，在长期使用糖皮质激素时，不能随意减量或停用，减量过快或突然停用可使原发病复发或加重，激素使用应遵循缓慢减药的原则，病情稳定后再慢慢减量，患者须在医师或药师指导下使用。

案例 2

病史：患者，女性，25岁。1年前诊断为成人斯蒂尔病，3个月前经别人介绍去一家私人诊所就诊，予以雷公藤多苷片治疗，每天3次，每次2片，症状好转，但1个月前开始出现闭经。

解析：成人斯蒂尔病属于风湿免疫疾病，患者应该去正规医院风湿免疫科就诊，不能偏听偏信，以免耽误疾病的诊治或者造成身体的损害。患者使用药物前应详细阅读药品说明书，并在医师或药师的指导下使用，不能盲目用药。雷公藤制剂不良反应可涉及多系统损害，可引起女性月经紊乱、月经量少或闭经。

温馨提示

（1）本病病因尚不明确，诊断较为困难，应当去正规医疗机构风湿免疫科就诊。

（2）治疗成人斯蒂尔病的药物应在医师或药师指导下使用，不得随意购买、减量或停药。

用药常见问题解析

Q1 为什么治疗方案使用激素+甲氨蝶呤？

答： 一般单用激素不能缓解或激素减量复发的患者需要加用改善病情的抗风湿药物，首选甲氨蝶呤。一方面有利于控制病情，起到免疫抑制作用；另一方面有助于减少激素的用量，使激素减至最小有效维持量。病情缓解后首先要将激素减量，但为继续控制病情防止复发，改善病情的抗风湿药物继续应用较长时间后，剂量可酌减。

Q2 激素在什么时间服用比较好？

答： 长期使用激素，为减轻激素的副作用，建议采取全日量顿服，即早晨7:00～8:00一次顿服为宜。

Q3 激素常见的不良反应有哪些？

答： 长期应用激素可引起一系列不良反应，其严重程度与用药剂量及用药时间成正比，主要有：

（1）医源性库欣综合征，如向心性肥胖，满月脸，皮肤紫纹瘀斑，类固醇性糖尿病（或已有糖尿病加重），骨质疏松，自发性骨折甚或骨坏死（如股骨头无菌性坏死），女性多毛、月经紊乱或闭经及不孕、男性勃起功能障碍、出血倾向等。

（2）诱发或加重细菌、病毒和真菌等各种感染。

（3）诱发或加剧胃、十二指肠溃疡甚至造成消化道大出血或穿孔。

（4）高血压、充血性心力衰竭和动脉粥样硬化、血栓形成。

（5）高脂血症，尤其是高三酰甘油血症。

（6）肌无力、肌肉萎缩、伤口愈合迟缓。

（7）激素性青光眼、激素性白内障。

（8）精神症状如焦虑、兴奋、欣快或抑郁、失眠、性格改变，严重时可诱发精神失常、癫痫发作。

（9）儿童长期应用影响生长发育。

（10）长期外用糖皮质激素类药物可出现局部皮肤萎缩变薄、毛细血管扩张、色素沉着、继发感染等不良反应；在面部长期外用时，可出现口周皮炎、酒渣鼻样皮损等。

（11）吸入型糖皮质激素的不良反应包括声音嘶哑、咽部不适和念珠菌定植、感染。长期使用较大剂量吸入型糖皮质激素者也可能出现全身不良反应。

Q4 预防激素不良反应可采取哪些措施？

答： 成人斯蒂尔病患者服用激素时，为预防激素的副作用，可酌情采取如下措施：①低钠、高钾、高蛋白饮食；②补充钙剂和维生素D；③加服预防消化性溃疡及出血等不良反应的药物；④避免感染，如有感染应同时应用抗生素以防感染扩散及加重；⑤联合使用免疫抑制剂时，最好同时服用保肝药；⑥激素的使用方法及疗程应严格遵医嘱，不得擅自减量或停药；定期门诊随访。

Q5 肝功能异常的成人斯蒂尔病患者能使用激素吗?

答: 肝功能异常的患者可以选用泼尼松龙或甲泼尼龙。不建议使用泼尼松治疗,泼尼松需在肝内转化为泼尼松龙才有生物活性。泼尼松龙和甲泼尼龙本身以活性形式存在,无须经肝脏转化即发挥其生物效应。所以,当患者肝功能异常时应选择泼尼松龙或甲泼尼龙。

Q6 成人斯蒂尔病合并痛风的患者可以使用甲氨蝶呤吗?

答: 使用甲氨蝶呤后可引起血液中尿酸的水平增高,对于痛风或高尿酸血症患者应相应增加别嘌醇等降尿酸药物的剂量,同时监测血尿酸。

Q7 服用来氟米特出现药物过量或肝毒性时该如何处理?

答: 如果来氟米特的剂量过大或出现毒性时,可给予考来烯胺或活性炭加以消除。具体方法:口服考来烯胺3次/天,每次8克,连续服用11天,1天来氟米特的活性代谢产物的血浆浓度降低约40%,2天降低49%～65%,11天血浆浓度可降低至0.02微克/毫升以下;或者通过胃管或口服给予活性炭(混悬液),每6小时50克,1天来氟米特的活性代谢产物血浆浓度降低约37%,2天降低约48%。

Q8 抗疟药应该选择氯喹还是羟氯喹?使用过程中需要注意什么?

答: 羟氯喹的安全性较氯喹高,建议选择羟氯喹。羟氯喹使用过程中需注意:①本药起效慢,服用3个月后疗效达高峰,至少连服6个月后症状无改善才能宣布无效，有效后可减量维持。②本药有蓄积作用，服药半年左右应查眼底。③为防止心肌损害，用药前应常规查心电图，有窦房结功能不全、心率缓慢、传导阻滞等心脏病患者应禁用。④其他不良反应有头晕、头痛、皮疹、瘙痒和耳鸣等。

Q9 硫唑嘌呤使用过程中需要进行监测吗？

答： 需要进行监测。硫唑嘌呤具有潜在的危险性，只有当确保患者在整个治疗期间能够得到充分的不良反应监测时，方可用药。在治疗的前8周内，应至少每周进行1次包括血小板在内的全血细胞计数检查；如果大剂量给药或患者肝和（或）肾功能不全时，应增加全血细胞计数检查的频率。此后，检查次数可以减少，但仍建议每月检查1次，或至少每3个月检查1次。接受本品治疗的患者，在出现任何感染、意外损伤、出血或其他骨髓抑制表现时，应立即通知医师。

Q10 成人斯蒂尔病患者使用环孢素时可能与哪些药物或食物产生相互作用？

答： 成人斯蒂尔病患者使用环孢素时应当避免与非甾体抗炎药如双氯芬酸、吲哚美辛等联合使用，因其可能增加肾毒性；避免与氯喹、别嘌醇等联合使用，因其会提高环孢素的血药浓度；环孢素可降低地高辛、秋水仙碱、泼尼松龙和洛伐他汀的清除率，因此应避免联合使用。环孢素与西柚汁同时服用可提高环孢素的生物利用度等。环孢素使用期间应进行血药浓度监测。

Q11 哺乳期妇女能使用激素吗?

答: 哺乳期妇女应用生理剂量或维持剂量的糖皮质激素对婴儿一般无明显不良影响。但若哺乳期妇女接受中等剂量、中程治疗方案的糖皮质激素时则不应哺乳,以避免经乳汁分泌的糖皮质激素对婴儿造成不良影响。

刘 俊 张圣雨

疾病五　干燥综合征

疾病概述

概述

干燥综合征(Sjogren syndrome, SS)是一种主要累及外分泌腺体的慢性炎症性自身免疫病。其免疫性炎症反应主要表现在外分泌腺体的上皮细胞，故又名自身免疫性外分泌腺体上皮细胞炎或自身免疫性外分泌腺病。本章主要叙述原发性干燥综合征(primary Sjogren syndrome, pSS)，原发性干燥综合征多发于女性，成年女性发病率为0.5%～1.56%，男女发病比为1：(9～10)，任何年龄均可发病，包括儿童和青少年，好发年龄为30～60岁，约占全部病例的90%，我国原发性干燥综合征患病率为0.29%～0.77%。

发病原因

一些研究提示干燥综合征有遗传易感因素。干燥综合征患者亲属中该病的发病率较普通人群更高。病毒因素包括疱疹病毒、巨细胞病毒、EB病毒和反转录病毒等，推测其为发病的诱因，其他因素如激素和凋亡(细胞程序性死亡)异常，也可能在本病的发生中起一定作用。

临床表现

临床除有涎腺和泪腺受损、功能下降而出现口干、眼干外，尚有其他外分泌腺及腺体因受累而出现多系统损害的症状。

1. 局部表现

（1）口干燥症：因涎腺病变，使涎液黏蛋白缺少而引起下述常见症状。①70%～80%患者诉有口干。严重者因口腔黏膜、牙齿和舌发黏以致在讲话时需频频饮水，进固体食物时必须伴水或流食送下，有时夜间需起床饮水等。②约50%的患者出现多个难以控制发展的龋齿，表现为牙齿逐渐变黑，继而小片脱落，最终只留残根。③腮腺炎，50%患者表现有间歇性交替性腮腺肿痛，累及单侧或双侧。④舌痛，舌面干、裂，舌乳头萎缩而光滑。⑤口腔黏膜出现溃疡或继发感染。

（2）干燥性角结膜炎：出现眼干涩、异物感、泪少等症状，严重者痛哭时无泪。部分患者有眼睑缘反复化脓性感染、结膜炎、角膜炎等。

（3）其他浅表部位：如鼻、硬腭、气管及其分支、消化道黏膜、阴道黏膜的外分泌腺体均可受累，使其分泌较少而出现相应症状。

2. 系统表现　　除口、眼干燥表现外，患者还可出现全身症状如乏力、发热等。约2/3患者出现系统损害。

（1）皮肤：①紫癜样皮疹，多见于下肢，为米粒大小边界清楚的红丘疹，压之不褪色，分批出现。每批持续时间约为10天，可自行消退而遗有褐色色素沉着。②结节红斑较为少见。③雷诺现象，多不严重，不引起指端溃疡或相应组织萎缩。

（2）骨骼肌肉：关节痛较为常见。

（3）肾：国内报道，有30%～50%患者有肾损害，主要累及远端肾小管，表现为肾小管酸中毒引起的周期性低钾性肌肉麻痹，多饮、多尿，严重者出现肾钙化、肾结石及软骨病。小部分患者出现大量蛋白尿、低蛋白血症甚至肾功能不全。

（4）肺：大部分患者无呼吸道症状。轻度受累者出现干咳，重者出现气短。少数患者可因此导致呼吸功能衰竭而死亡。

（5）消化系统：出现萎缩性胃炎、胃酸减少、消化不良等非特异性症状。约20%患者有肝脏损害。

（6）神经系统：以周围神经损害为多见，中枢神经受累可出现脑的多水平损害，如癫痫、失语、脑梗死、脑出血、脑膜脑炎及共济失调、精神异常等。横断性脊髓炎及多发性硬化的表现已屡有报道。

（7）血液系统：可出现白细胞和（或）血小板减少，血小板低下严重者可伴出血现象。

治疗选择

目前，干燥综合征尚无可以根治的方法，主要治疗方法有：

1. 对症治疗

（1）口干燥症：减轻口干较为困难，人工涎液的效果很不理想。实用的措施是保持口腔清洁，勤漱口，使用含氟的漱口液漱口，减少龋齿和口腔继发感染的可能；停止吸烟、饮酒及避免服用引起口干的药物如阿托品等。

（2）干燥性角结膜炎：予人工泪液滴眼可以减轻眼干症状，预防角膜损伤，减少眼部并发症。另外在夜间，患者还可以使用含甲基纤维素的润滑眼膏，以保护角膜、结膜。

（3）肌肉、关节痛：可用非甾体抗炎药治疗，羟氯喹可用于缓解疲劳、关节痛和肌痛等症状，在少数情况下，可能需要短程使用小剂量糖皮质激素缓解关节剧痛等症状。

2. 改善外分泌腺体功能的治疗　当使用涎液或泪液替代治疗效果不满意时，可使用毒蕈碱胆碱能受体激动剂刺激外分泌腺。

3. 免疫抑制和免疫调节治疗　系统损害者应根据受损器官及严重程度进行相应治疗。对于有重要脏器受累的患者，应使用糖皮质激素治疗，对于病情进展迅速者可合用免疫抑制剂。

4. 生物制剂治疗　使用利妥昔单抗用于抗CD20和抗CD22抗体进行B细胞清除治疗可以改善干燥综合征病情。

预后

病变仅局限于唾液腺、泪腺、皮肤黏膜外分泌腺者预后较好，有内脏损害者经恰当治疗后大多可以控制病情达到缓解，但停止治疗又可复发。内脏损害中出现进行性肺纤维化、中枢神经病变、肾小球受损伴肾功能不全、恶性淋巴瘤者预后较差，其余系统损害者经恰当治疗大多病情缓解甚至恢复日常生活和工作。

药物治疗

治疗目标

干燥综合征的主要治疗目标是缓解患者症状，阻止疾病的发展和延长患者的生存期。尚无可以根治疾病的方法。

常用药物

治疗干燥综合征的常用药物见表5。

表5　治疗干燥综合征的常用药物

常用药物	适应证	禁忌证	服用时间	用法用量	不良反应	储存条件
毛果芸香碱	用于口干症	心动过缓、低血压、冠心病、胃肠道痉挛、腹泻、腹痛、消化道溃疡、尿路阻塞、机械性肠梗阻、输尿管痉挛、胆道疾病、哮喘、甲状腺功能亢进、癫痫、震颤麻痹等患者禁用	每天3次	每次5毫克,每天3次	流涎、出汗、胃肠道不适、腹痛等	避光,密封
盐酸西维美林	用于干燥综合征患者的口干症状	对本品及其制剂中任何成分过敏者、未加控制的哮喘患者、狭角性青光眼或急性虹膜炎者禁用	每天3次	每天3次,每次30毫克,口服	可引起过量出汗、恶心、鼻流涕、腹泻、尿频、头痛、视物模糊、流泪、呼吸窘迫、胃肠道痉挛、呕吐、房室传导阻滞、心动过速、心动过缓、低血压、高血压、休克、精神错乱、心律失常、震颤等不良反应	避光,密封
1%羧甲基纤维素钠滴眼液	用于缓解眼部干涩、烧灼及不适	对本品过敏者、戴隐形眼镜者、患角膜病者禁用	眼干时	滴1～2滴于患眼	用药后有短暂的视物模糊	室温保存
环戊硫酮	用于口干症	黄疸、肝硬化、胆道及胆总管有闭塞者和妊娠期妇女禁用	每天3次	每天3次,每次25毫克	偶可出现软便	遮光,密闭保存

续表

常用药物	适应证	禁忌证	服用时间	用法用量	不良反应	储存条件
双氯酚酸钠	用于发热、关节肌肉酸痛、关节炎、浆膜炎而无明显内脏或血液病变的轻症患者	消化道溃疡、出血、肝肾功能不全者，儿童、妊娠期和哺乳期妇女禁用	餐中服药	每天剂量为75～100毫克，通常将每天剂量分2～3次服用	胃肠道反应最常见，可见肠黏膜溃疡、出血乃至肠穿孔。15%的患者出现肝转氨酶升高	常温
布洛芬	用于发热、关节肌肉酸痛、关节炎、浆膜炎而无明显内脏或血液病变的轻症患者	妊娠期及哺乳期妇女禁用	早晚各1次	每次0.2克，每天2～3次	上腹部疼痛、恶心及饱胀感	常温
双氯芬酸二乙胺乳胶剂	用于缓解肌肉、软组织和关节的轻至中度疼痛	对其他非甾体抗炎药及异丙醇或丙二醇和其他辅料过敏者、妊娠期妇女禁用	每天3～4次	外用，按照痛处面积大小，使用本品适量，轻轻揉搓，使本品渗透皮肤，每天3～4次	可出现局部不良反应：过敏性或非过敏性皮炎如丘疹、皮肤发红、水肿、瘙痒、水疱	常温

续表

常用药物	适应证	禁忌证	服用时间	用法用量	不良反应	储存条件
羟氯喹	用于缓解患者的疲劳、关节痛和肌痛等症状	视网膜或视野改变的患者、儿童禁用	分次服用,与食物或牛奶同服	每次200毫克,每天2次	眼底病变较为常见,表现为视物模糊、有光晕、光过敏,但为可逆性	常温
泼尼松	用于缓解关节剧痛等症状,用于合并有神经系统疾病、肾小球肾炎、肺间质性病变、肝脏损害、血细胞减少尤其是血小板减低、肌炎等的患者	对肾上腺皮质激素类药物过敏者、全身性真菌感染者禁用	早8:00顿服	小剂量5～10毫克/天;足量时0.5～1.0毫克/(千克·天)	①皮肤见皮肤萎缩、痤疮、多毛、紫纹、创口愈合不良;②肌肉骨骼痛、肌无力、骨质疏松、无菌性骨坏死;③胃肠道见消化性溃疡、胃出血;④心血管系统见高血压、加速动脉硬化;⑤神经系统见性格改变、情绪不稳、睡眠倒错、精神失常;⑥眼见白内障、青光眼;⑦内分泌系统见库欣综合征、生长迟滞、肾上腺皮质功能低下、糖尿病;⑧生殖系统见月经不调、男性勃起功能障碍;⑨代谢见高脂血症、水钠潴留、低血钾;⑩其他见继发感染、外周白细胞升高	遮光,密封保存
甲泼尼龙	同泼尼松	同泼尼松	同泼尼松	用量为泼尼松使用剂量的80%	同泼尼松	遮光,密封保存

续表

常用药物	适应证	禁忌证	服用时间	用法用量	不良反应	储存条件
环磷酰胺	用于出现重要脏器受累时，如肺间质性病变、神经系统病变、血管炎、溶血性贫血、血小板减少、肝脏损害、肾小球肾炎、肌炎等	凡有骨髓抑制、感染、肝肾功能损害者禁用或慎用，对本品过敏者禁用，妊娠期及哺乳期妇女禁用	清晨使用，空腹或者餐后均可，白天多饮水；睡前排空膀胱	1～3毫克/(千克·天)口服或0.5～1克/(米^2·月)	①骨髓抑制，白细胞减少最常见；②胃肠道反应包括食欲减退、恶心及呕吐；③泌尿道反应，可致出血性膀胱炎，膀胱刺激症状、少尿、血尿及蛋白尿；④其他反应尚包括脱发、口腔炎、中毒性肝炎、皮肤色素沉着、月经紊乱、无精子或精子减少及肺纤维化等	遮光，密闭，在30℃以下保存
环孢素	用于患者出现重要脏器受累时，如肺间质性病变、神经系统病变、血管炎、溶血性贫血、血小板减少、肝脏损害、肾小球肾炎、肌炎等	对环孢素过敏者禁用，严重肝肾损害、未控制的高血压、感染及恶性肿瘤者忌用或慎用，妊娠期和哺乳期妇女禁用	分2次静脉滴注或口服	2.5～5毫克/(千克·天)	①肾脏毒性较常见，肌酐、血尿素氮增高；②肝脏毒性常发生于用药早期，表现为胆汁淤积，高胆红素血症，转氨酶、乳酸脱氢酶、碱性磷酸酶升高，低蛋白血症；③血栓形成；④诱发感染，严重感染时应暂停药物；⑤其他不良反应有震颤、惊厥、手脚麻痹、胃肠道反应、齿龈增生、多毛症、皮肤色素沉着、男性乳腺增生、高血压、高血糖及高三酰甘油等	避光，密闭，室温保存
甲氨蝶呤	用于合并难治性关节炎或出现重要脏器受累时，如神经系统病变、血管炎、溶血性贫血、血小板减少、肾小球肾炎、肌炎等	肾功能已受损害者、妊娠期妇女、营养不良者、肝肾功能不良或伴有血液病者及骨髓抑制者禁用	每天1次，每周1～2次	0.2～0.3毫克/(千克·周)	①胃肠道反应、口腔黏膜糜烂；②肝功能损害；③骨髓抑制，偶见甲氨蝶呤导致肺炎和肺纤维化	遮光，密闭，在阴凉处

续表

常用药物	适应证	禁忌证	服用时间	用法用量	不良反应	储存条件
来氟米特	用于合并难治性关节炎	对本品及其代谢产物过敏者及严重肝脏损害患者、年龄小于18岁的患者、妊娠期及哺乳期妇女禁用	每天1次	每天1次，每次20～40毫克	主要有腹泻、瘙痒、可逆性肝酶（ALT和AST）升高、脱发、皮疹	密封，遮光，阴凉干燥处保存
硫唑嘌呤	用于合并难治性关节炎或出现重要脏器受累时，如肺间质性病变、神经系统病变、血管炎、溶血性贫血、血小板减少、肝脏损害、肾小球肾炎、肌炎等	妊娠期妇女忌用	每天1次或分次口服	1～2毫克/(千克·天)	可致骨髓抑制、肝功能损害、畸胎，亦可发生皮疹，偶见肌萎缩	遮光，密封保存
利妥昔单抗	用于经常规治疗效果不佳的干燥综合征患者，或有严重的关节炎、血细胞减少、周围神经病变及相关的淋巴瘤者	严重活动性感染或免疫应答严重损害、严重心力衰竭患者禁用，妊娠期间禁止利妥昔单抗与甲氨蝶呤联合用药	诱导治疗：每周1次，共4周	375毫克/(米^2·周)	常见不良反应包括发热、寒战、头痛、乏力、皮疹、恶心、呕吐、喉头水肿、低血压等	在2～8℃保存

注：ALT为丙氨酸转氨酶即谷丙转氨酶（GPT），AST为天冬氨酸转氨酶即谷草转氨酶（GOT）。

联合用药注意事项

（1）泼尼松或甲泼尼龙与环孢素一起使用时：①患者神经系统毒性可能会增加，失眠、烦躁加重，偶尔可出现惊厥、抽搐。②糖尿病的发生概率增加，应监测血糖。

（2）环孢素与两性霉素B联用时，肾毒性增加。

（3）环孢素与双氯芬酸联用时，肾毒性增加。

（4）环孢素与很多经此酶系代谢的药物均可发生相互作用，使用环孢素期间需要使用其他药物时请咨询医师或药师。

（5）吗替麦考酚酯和硫唑嘌呤不宜同用。

（6）环磷酰胺可使血清尿酸水平增高，在与抗痛风药如别嘌醇、秋水仙碱、丙磺舒等同用时，应调整抗痛风药剂量。

（7）硫唑嘌呤与别嘌醇合用时应减量，以免骨髓抑制。

特殊人群用药指导

1. 儿童及青少年用药指导　儿童及青少年干燥综合征患者禁用羟氯喹、甲氨蝶呤、来氟米特、雷公藤，可在医师的指导下选用布洛芬、泼尼松、甲泼尼龙、硫唑嘌呤、环孢素、环磷酰胺等药物，具体药物选择应遵医嘱。但儿童及青少年机体发育尚未完全，泼尼松、甲泼尼龙应尽量短期使用并加强监测，预防不良反应的发生。

2. 老年人用药指导　老年干燥综合征患者在医师的指导下可选择布洛芬、羟氯喹、甲氨蝶呤、来氟米特、泼尼松、甲泼尼龙、硫唑嘌呤、环孢素、环磷酰胺等，具体药物选择应遵医嘱。但老年人肝肾功能多有不同程度减退，用药期间需加强监测血常规、肝肾功能等指标。

3. 妊娠期妇女用药指导　　干燥综合征合并妊娠患者禁用环戊硫酮、双氯芬酸钠、布洛芬、双氯芬酸二乙胺乳胶剂、环磷酰胺、吗替麦考酚酯、环孢素、甲氨蝶呤、硫唑嘌呤、他克莫司、来氟米特、利妥昔单抗。病情稳定1年或1年以上，细胞毒免疫抑制剂停药半年以上，激素仅使用小剂量维持时（泼尼松≤10毫克/天）方可妊娠。妊娠期服用小剂量激素及羟氯喹相对安全，应在产科和风湿免疫科医师双方随访诊治。在妊娠26周后促进胎儿肺成熟时可以使用地塞米松。

用药案例解析

案例 1

病史：患者，女性，42岁。口干、眼干、关节肿痛1年，尿蛋白2个月，诊断为干燥综合征、肾功能不全，给予泼尼松片50毫克，口服，每天1次；硫酸羟氯喹片0.2克，口服，每天2次，后因反复出现皮疹自行购买抗过敏药马来酸氯苯那敏片，长期间断服用，患者口干症状越来越严重再次就医，停用马来酸氯苯那敏片，同时给予毛果芸香碱片治疗，口干症状逐渐缓解。

解析：患者在治疗过程中出现皮疹，未及时就医，自行判断皮疹为过敏引起，并服用马来酸氯苯那敏片抗过敏治疗。马来酸氯苯那敏是抗组胺类药物，有引起口干的作用，加重了患者口干的症状。患者不了解药物的副作用，自行用药有风险，患者应明确药物的治疗目的和用法、用量，严格按医嘱用药，共同提高药物治疗效果。

案例 2

病史：患者，女性，63岁。口干、眼干、水肿半年，尿蛋白2个月，诊断为干燥综合征、肾功能不全、高血压。给予泼尼松片30毫克，口服，每天1次；硫酸羟氯喹片0.2克，口服，每天2次；盐酸贝那普利片10毫克，口服，每天1次。在治疗过程中患者因出现血压波动、关节肿痛并反复出现双下肢水肿，自行加用呋塞米片、雷公藤多苷片，服用1个月后，患者口干症状明显加重，关节肿痛未缓解，肾功能恶化。

解析：该患者干燥综合征合并肾功能不全、高血压，用药较为复杂，用药过程中要监测肾功能，应避免使用有肾损害的药物，利尿剂虽然可以减轻水肿症状，有降压的作用，但长期大量使用会影响肾功能，同时导致口干。雷公藤为免疫抑制剂，可用于风湿免疫性疾病，有引起口干、肾功能损害的副作用，干燥综合征合并肾功能不全患者应避免使用。该患者自行判断病情，导致不合理用药，产生了严重的不良反应。

温馨提示

（1）干燥综合征的口干、眼干症状有可能是药物引起的副作用，在使用过程中应严格遵医嘱服用，不应自行判断加药，否则会导致效果不佳或严重的副作用。

（2）免疫抑制剂有严格的适应证，一定在医师的监督下使用。不能自行改变治疗方案，以免导致严重的副作用。

（3）需要妊娠的患者一定在妊娠前经产科医师的评估后按医嘱执行，并且监测病情的进展和胎儿的发育情况。

用药常见问题解析

Q1 妊娠期妇女可以服用羟氯喹吗？有哪些注意事项？

答： 目前，国外的一些资料表明，羟氯喹对妊娠无明显影响，一些患者甚至整个妊娠期都服用，出生婴儿也未见明显异常。中国患者一般在妊娠后及时停药即可。母亲若病情稳定，一般不会影响胎儿；如果病情活动，要注意在妊娠中后期多监测胎儿心跳，因为抗SSA/SSB等抗体可能影响胎儿的心脏传导。如果发现胎儿心跳明显减慢，应及时找风湿科和妇产科医师诊治。

Q2 干燥综合征患者激素的使用量有很大差异，用量依据是什么？

答： 为缓解关节疼痛等症状，且未合并其他系统症状，可以短时间使用低剂量的糖皮质激素，如泼尼松5～10毫克/天。对合并有神经系统疾病、肾小球肾炎、肺间质性病变、肝脏损害、血细胞减少尤其是血小板减低、肌炎等应使用足量泼尼松0.5～1毫克/(千克·天)。若中枢神经系统表现由干燥综合征引起，应予大剂量糖皮质激素口服[泼尼松1～2毫克/(千克·天)]或静脉冲击(甲泼尼龙1克/天，共3天)。

Q3 原发性干燥综合征患者妊娠前后有哪些需要注意的？

答： 干燥综合征有一定的遗传倾向，若想生育，建议在医师指导下计划进行。一般来说，适合妊娠的时机为：①病情得到控制，处于稳定状态。②各项免疫指标正常或抗体滴度处于较低水平。③能做到妊娠期严密随诊。④已停用可能致畸的药物3～6个月，即使是中药也不建议服用。

Q4 引起口干的药物有哪些？

答： 引起口干的药物有：①抗胆碱能药物，溴丙胺太林、阿托品、盐酸苯海索、山莨菪碱。②抗组织胺药物，氯苯那敏、盐酸异丙嗪。③抗抑郁药物，阿米替林、盐酸氯米帕明。④抗精神病药物，盐酸氯丙嗪、氟哌啶醇。⑤抗肿瘤药物，大多数抗肿瘤药物均易引起口干症。⑥利尿药物，大多数利尿药物均可伴发口渴口干症状，如氢氯噻嗪、呋塞米、托拉塞米、螺内酯。⑦抗高血压药物，地尔硫䓬、美托洛尔、盐酸可乐定、甲基多巴。

Q5 可以用中药治疗干燥综合征吗？

答： 目前，临床可使用中药（或联合西药）治疗干燥综合征，中药对于本病的治疗有一定的效果。在临床总体症状的改善、改善干燥综合征患者泪腺功能和唾液腺功能方面，中药干预措施有其自身的疗效优势。现代中医学者针对本病也开展了一些临床研究，在缓解症状方面取得了一定的疗效，如果您想采取中药治疗，请到正规的医疗机构，咨询专科医师进行有效的治疗。

王 霞 张圣雨

疾病六　系统性红斑狼疮

疾病概述

概述

系统性红斑狼疮(systemic lupus erythematosus，SLE)是自身免疫介导，以免疫性炎症为突出表现的，具有高度异质性的弥漫性结缔组织病。本病以产生多种自身抗体及多系统、多器官受累为特征。

发病原因

系统性红斑狼疮病因复杂，与遗传、性激素等内在因素有关，也与环境因素、药物、感染等外在因素有关。

临床表现

1. *全身表现*　患者常出现发热、疲乏、食欲减退等。发热从低热到高热皆可出现，可能是系统性红斑狼疮活动的表现，也可能由感染引起。

2. *皮肤与黏膜*　在鼻梁和双颧部呈蝶形分布的红斑是系统性红斑狼疮的特征性改变。其他皮肤损害还有光敏感、脱发、手足掌面和甲周红斑、结节性红斑、网状青斑、口腔溃疡或黏膜糜烂、雷诺现象等。

3. 关节和肌肉　　常出现对称性多关节疼痛、肿胀，通常不引起骨质破坏。系统性红斑狼疮可出现肌痛和肌无力，少数可有肌酶谱的增高。

4. 肾脏损害　　又称狼疮性肾炎，表现为蛋白尿、血尿、管型尿、肾衰竭。肾衰竭是系统性红斑狼疮的主要死亡原因之一。

5. 神经系统损害　　又称神经精神狼疮。轻者仅有偏头痛、性格改变、记忆力减退或轻度认知障碍；重者表现为脑血管意外、昏迷、癫痫持续状态等。中枢神经系统表现包括无菌性脑膜炎、脑血管病、狼疮性头痛、运动障碍、癫痫发作、急性精神错乱、焦虑、认知障碍、情绪失调或精神障碍。

6. 血液系统表现　　表现为贫血和（或）白细胞减少，血小板减少常见。

7. 肺部表现　　表现有胸膜炎、胸腔积液、活动性气促、干咳、咯血等。

8. 心脏表现　　表现有心包积液、心肌炎、心律失常、感染性心内膜炎、急性心肌梗死等。

9. 消化系统表现　　表现有恶心、呕吐、腹痛、腹泻、便秘。

10. 其他　　系统性红斑狼疮的其他表现有眼部结膜炎、眼干、眼底出血、视盘水肿、视网膜出血、口干。

治疗选择

1. 一般治疗

（1）患者宣教：正确认识疾病，消除恐惧心理，明白规律用药的意义，强调长期随访的必要性。避免过多的紫外线暴露，使用防紫外线用品，避免过度疲劳，自我认识疾病活动的征象，配合治疗、遵从医嘱，定期随诊。

（2）对症治疗和去除各种影响疾病预后的因素，如注意控制高血压，防治各种感染。

2. 药物治疗　　系统性红斑狼疮目前还没有根治的办法，但恰当的治疗可以使大多数患者的病情得到完全缓解。治疗系统性红斑狼疮的常用药物分为5类，即非甾体抗炎药、抗疟药、糖皮质激素、免疫抑制剂、植物药。

预后

随着早期诊断方法的增多和治疗系统性红斑狼疮水平的提高，系统性红斑狼疮预后已明显改善。目前，系统性红斑狼疮患者的生存期已从20世纪50年代50%的4年生存率提高到80%的15年生存率。10年生存率已达到90%以上。急性期患者的死亡原因主要是系统性红斑狼疮的多脏器严重损害和感染，尤其是伴有严重神经精神狼疮、肺动脉高压和急进性狼疮性肾炎；慢性肾功能不全和药物（尤其是长期使用大剂量激素）的不良反应及冠状动脉粥样硬化性心脏病等是系统性红斑狼疮远期死亡的主要原因。

药物治疗

治疗目标

轻型系统性红斑狼疮症状轻微、无重要脏器损伤者，以避免感染、劳累及紫外线照射等生活习惯的改变为主，以减轻临床症状、降低疾病恶化及复发为目的；中重度系统性红斑狼疮患者以糖皮质激素、免疫抑制剂治疗为基础，结合对症治疗药物用以阻止和逆转病变的发展，改善远期预后。

常用药物

治疗系统性红斑狼疮的常用药物见表6。

表6 治疗系统性红斑狼疮的常用药物

常用药物	适应证	禁忌证	服用时间	用法用量	不良反应	储存条件
双氯酚酸钠	用于发热、关节肌肉酸痛、关节炎、浆膜炎而无明显内脏或血液病变的轻症患者	消化道溃疡、出血、肝肾功能不全患者，儿童，哺乳期和妊娠期妇女禁用	餐中服药	每天剂量为75～100毫克，分2～3次服用	胃肠道反应最常见，可见肠黏膜溃疡、出血乃至肠穿孔。15%的患者出现肝转氨酶升高	常温
布洛芬	用于发热、关节肌肉酸痛、关节炎、浆膜炎而无明显内脏或血液病变的轻症患者	妊娠期及哺乳期妇女禁用	宜餐中服药	每次0.2克，每天2～3次	上腹部疼痛、恶心及饱胀感	常温
双氯芬酸二乙胺乳胶剂	用于缓解肌肉、软组织和关节的轻至中度疼痛	妊娠期妇女禁用	不限时间	外用，按照痛处面积大小，使用本品适量，轻轻揉搓，使本品渗透皮肤，每天3～4次	可出现局部不良反应：过敏性或非过敏性皮炎如丘疹、皮肤发红、水肿、瘙痒、水疱	常温
羟氯喹	用于有皮疹、低热、关节炎、轻度胸膜炎和心包炎、轻度贫血和白细胞计数减少及合并干燥综合征者	视网膜或视野改变的患者和儿童禁用	每天2次	每次200毫克，每天2次	眼底病变较为常见，表现为视物模糊、光晕、光过敏，但为可逆性	常温

续表

常用药物	适应证	禁忌证	服用时间	用法用量	不良反应	储存条件
泼尼松	目前治疗本病的主要药物。强调用药个体化，依病情轻重不同采用不同剂量。对仅表现为关节炎、皮疹、浆膜炎而无脏器损害者，可予小剂量泼尼松治疗	①对肾上腺皮质激素类药物过敏、全身性真菌感染者禁用；②下列疾病患者一般不宜使用：严重精神病及有严重精神病史者、活动性消化性溃疡、新近胃肠吻合手术、严重高血压、明显的糖尿病、未能控制的感染（如水痘、麻疹、结核及其他真菌感染）、较重的骨质疏松	早8:00顿服	小剂量5～10毫克/天；标准剂量0.5～1.0毫克/(千克·天)	①皮肤：皮肤萎缩、痤疮、多毛、紫纹、创口愈合不良；②肌肉骨骼痛、肌无力、骨质疏松、无菌性骨坏死；③胃肠道：消化性溃疡、胃出血；④心血管：高血压、加速动脉硬化；⑤神经系统：性格改变、情绪不稳、睡眠倒错、精神失常；⑥眼：白内障、青光眼；⑦内分泌：库欣综合征、生长迟滞、肾上腺皮质功能低下、糖尿病；⑧生殖系统：月经不调、男性勃起功能障碍；⑨代谢：高脂血症、水钠潴留、低血钾；⑩其他：继发感染、外周白细胞升高	遮光，密封保存
甲泼尼龙	同泼尼松	同泼尼松	同泼尼松	用量为泼尼松使用剂量的80%。病情严重者可采用大剂量冲击，甲泼尼龙0.5～1.0克/天，连用3天	同泼尼松	遮光，密封保存

续表

常用药物	适应证	禁忌证	服用时间	用法用量	不良反应	储存条件
环磷酰胺	治疗重症系统性红斑狼疮的有效的药物之一，尤其是狼疮性肾炎、神经精神性狼疮和血管炎的患者	①凡有骨髓抑制、感染、肝肾功能损害者禁用或慎用；②对本品过敏者、妊娠及哺乳期妇女禁用	清晨使用，空腹或者餐后均可，白天多饮水；睡前排空膀胱	1～3毫克/(千克·天)口服或0.5～1克/(米^2·月)	①骨髓抑制：白细胞减少最常见；②胃肠道反应：包括食欲减退、恶心及呕吐；③泌尿道反应：可致出血性膀胱炎、膀胱刺激症状、少尿、血尿及蛋白尿；④其他反应：脱发、口腔炎、中毒性肝炎、皮肤色素沉着、月经紊乱、无精子或精子减少及肺纤维化等	遮光，密闭，在30℃以下保存
吗替麦考酚酯	治疗狼疮性肾炎有效，能够有效地控制Ⅳ型狼疮性肾炎活动	妊娠期及哺乳期妇女禁用	空腹服用		主要不良反应包括腹泻、白细胞减少、脓毒症和呕吐，还有频繁的某些类型的感染	遮光，密封，在干燥处保存
环孢素	对狼疮性肾炎(特别是Ⅴ型狼疮性肾炎)有效	①严重肝、肾损害、未控制的高血压、感染及恶性肿瘤者禁用或慎用；②妊娠期和哺乳期妇女禁用	分2次，静脉滴注或口服	3～5毫克/(千克·天)	①肾脏毒性较常见：肌酐、血尿素氮增高；②肝脏毒性，常发生于用药早期；③诱发感染，严重感染时应暂停药物；④其他：有震颤、惊厥、手脚麻痹、胃肠道反应、齿龈增生、多毛症、皮肤色素沉着、男性乳腺增生、高血压、高血糖及高三酰甘油等	避光，密闭，室温保存

续表

常用药物	适应证	禁忌证	服用时间	用法用量	不良反应	储存条件
甲氨蝶呤	主要用于以关节炎、肌炎、浆膜炎和皮肤损害为主的系统性红斑狼疮患者	妊娠期妇女，营养不良、肝肾功能不良或伴有血液病者，以及骨髓抑制者禁用	每周1次	7.5～15毫克，每周1次	胃肠道反应、口腔黏膜糜烂、肝功能损害、骨髓抑制	遮光，密闭，在阴凉处保存
来氟米特	用于狼疮性肾炎患者	严重肝脏损害患者、年龄小于18岁的患者、妊娠期及哺乳期妇女禁用	每天1次	每天1次，每次20～40毫克	主要有腹泻、瘙痒、可逆性肝酶（ALT和AST）升高、脱发、皮疹	密封，遮光，阴凉干燥处保存
硫唑嘌呤	对系统性红斑狼疮患者引起的浆膜炎、血液系统损害、皮疹、肺间质病变等较好	妊娠期妇女禁用	每天1次或分次口服	50～100毫克/天	可致骨髓抑制，肝功能损害，畸胎，亦可发生皮疹，偶见肌萎缩	遮光，密封保存
他克莫司	用于狼疮性肾炎患者	妊娠期妇女，对他克莫司或其他大环类药物已知过敏者禁用	每天剂量分2次给予。最好是在空腹或至少进食前1小时或进食后2～3小时服用	2～3毫克/天，维持谷浓度（6～10纳克/毫升）	高血压、震颤、头痛、失眠、知觉失常、视觉失常（如白内障、弱视）、肾功能异常、便秘、腹泻、恶心、高血钙、高血糖、低血磷、白细胞增生	胶囊存放在室温（15～30℃）；输注液应避光并存放在25℃以下

续表

常用药物	适应证	禁忌证	服用时间	用法用量	不良反应	储存条件
雷公藤多苷	用于轻中型系统性红斑狼疮	儿童、育龄期有孕育要求者、妊娠期和哺乳期妇女，心、肝、肾功能不全者，严重贫血、白细胞和血小板降低者，胃、十二指肠溃疡活动期患者，严重心律失常者禁用	分3次，饭后服	每次2～4片，每天3次口服	不良反应包括对性腺毒性，出现月经减少、停经、精子数目降低，皮肤色素沉着、指甲变薄变软，肝损伤，胃肠道反应，骨髓抑制，肾功能损伤等	密封，置干燥处
利妥昔单抗	在诱导治疗6个月后肾炎未得到改善甚至恶化的系统性红斑狼疮患者，或经环磷酰胺和吗替麦考酚酯治疗均失败的患者，可考虑使用利妥昔单抗	严重活动性感染或免疫应答严重损害、严重心力衰竭的患者禁用；②妊娠期间禁止利妥昔单抗与甲氨蝶呤联合用药	诱导治疗：每周1次，共4周	375毫克/(米^2·周)	常见不良反应包括发热、寒战、头痛、乏力、皮疹、恶心、呕吐、喉头水肿、低血压等	在2～8℃保存

注：ALT为丙氨酸转氨酶即谷丙转氨酶（GPT），AST为天冬氨酸转氨酶即谷草转氨酶（GOT）。

联合用药注意事项

（1）泼尼松或甲泼尼龙与环孢素一起使用时：①患者神经系统毒性可能会增加，失眠、烦躁加重，偶尔可出现惊厥、抽搐。②糖尿病的发生概率增加，应监测血糖。

（2）环孢素与两性霉素B联用时肾毒性增加。

（3）环孢素与双氯芬酸联用时肾毒性增加。

（4）硫唑嘌呤与他克莫司联用时，他克莫司浓度降低。

（5）环孢素、他克莫司均经肝脏P450酶系代谢，很多经此酶系代谢的药物均可与之发生作用；使用环孢素和他克莫司期间需要使用其他药物时请咨询医师或药师。

（6）吗替麦考酚酯和硫唑嘌呤不宜同用。

（7）环磷酰胺可使血清尿酸水平增高，在与抗痛风药如别嘌醇、秋水仙碱、丙磺舒等同用时，应调整抗痛风药剂量。

（8）硫唑嘌呤与别嘌醇合用时应减量，以免骨髓抑制。

（9）糖皮质激素类药物经肝脏代谢，与非甾体抗炎药（双氯芬酸钠等）合用会增加胃肠道出血风险等。

特殊人群用药指导

1. 儿童及青少年用药指导　儿童及青少年系统性红斑狼疮患者禁用羟氯喹、甲氨蝶呤、来氟米特、雷公藤，可在医师的指导下选用布洛芬、泼尼松、甲泼尼龙、硫唑嘌呤、环孢素、环磷酰胺、吗替麦考酚酯，具体药物选择应遵医嘱。但儿童及青少年机体发育尚未完全，使用泼尼松、甲泼尼龙时应尽量短期使用并加强监测，预防不良反应的发生。

2. 老年人用药指导　老年系统性红斑狼疮患者在医师的指

导下可选用布洛芬、羟氯喹、甲氨蝶呤、来氟米特、雷公藤、泼尼松、甲泼尼龙、硫唑嘌呤、环孢素、环磷酰胺、吗替麦考酚酯等，具体药物选择应遵医嘱。但老年人肝肾功能多有不同程度减退，用药期间需加强监测血常规、肝肾功能等指标。

3. 妊娠期妇女用药指导　　系统性红斑狼疮合并妊娠患者禁用双氯酚酸钠、布洛芬、双氯芬酸二乙胺乳胶剂、环磷酰胺、吗替麦考酚酯、环孢素、甲氨蝶呤、硫唑嘌呤、他克莫司、来氟米特、利妥昔单抗、雷公藤。病情稳定1年或1年以上，细胞毒免疫抑制剂停药半年以上，激素仅使用小剂量（≤10毫克/天）维持时方可妊娠。妊娠期服用小剂量激素及羟氯喹相对安全，且在产科和风湿免疫科医生双方随访诊治。在妊娠26周后促进胎儿肺成熟时可以使用地塞米松。

用药案例解析

案例1

病史：患者，女性，70岁。因双下肢水肿1年，发热2个月，咳嗽、咳痰1周入院。诊断为系统性红斑狼疮，狼疮肾炎，慢性肾脏病3期；高血压2级（中危）；贫血。该患者1年前外院诊断为狼疮肾炎，门诊给予醋酸泼尼松片50毫克，每天1次，后患者未再随访，醋酸泼尼松片未减量。

解析：患者在治疗初期给予标准剂量的醋酸泼尼松片，出院后未再复查，自己判断蛋白尿未缓解，将醋酸泼尼松片原剂量一直维持1年。目前，狼疮的治疗指南显示标准剂量激素在病情稳定后2周或治疗4～8周缓慢减量。该患者自行每天口服50毫克的醋酸泼尼松片达1年时间，导致明显激素副作用，出现了库欣综合征的表现——满月脸、向心性肥胖、肺部感染及血压升高等。

案例2

病史：患者，女性，27岁。因全身关节痛半年、双下肢水肿1个月入院。诊断为系统性红斑狼疮、狼疮性肾炎。给予标准剂量的醋酸泼尼松片60毫克，每天1次，同时给予硫酸羟氯喹片0.2克，每天2次，并定期去医院注射注射用环磷酰胺，醋酸泼尼松片逐渐减量，治疗8个月时患者水肿完全消失，无关节疼痛，复查尿蛋白阴性，因妊娠需要自行停用所有药物，3个月后患者再次出现水肿、关节疼痛，复查尿常规：尿蛋白2+，考虑狼疮性肾炎复发。

解析：该患者在完成诱导期治疗后，进入维持治疗期，目前狼疮性肾炎的治疗指南推荐，在小剂量糖皮质激素的基础上联合使用免疫抑制剂治疗，维持治疗至少1年以上，且目前资料显示妊娠期可以使用羟氯喹和小剂量的糖皮质激素。该患者由于药物治疗疗程不够，导致病情复发。

温馨提示

（1）糖皮质激素在使用过程中应严格遵医嘱服用，定期复查，遵医嘱减量，不要自行减量或加量，否则会导致效果不佳或严重的副作用。

（2）免疫抑制剂在使用过程中出现任何副作用应及时就诊，不能自行停药或改变治疗方案，导致效果不佳。

（3）对于血药浓度受其他药物或食物影响的药物必须严格按照规定的用法用量服用。

用药常见问题解析

Q1 是不是所有的系统性红斑狼疮都要用免疫抑制剂?

答: 轻型的系统性红斑狼疮,虽有狼疮活动,但症状轻微,仅表现光过敏、皮疹、关节炎或轻度浆膜炎,而无明显内脏损害。其治疗药物包括:①非甾体抗炎药,可用于控制关节肿痛。②抗疟药,可控制皮疹和减轻光敏感。③激素,短期局部应用激素治疗皮疹,但脸部应尽量避免使用强效激素类外用药,一旦使用,不应超过1周。④小剂量激素,如泼尼松≤10毫克/天,可减轻症状。⑤权衡利弊必要时可用硫唑嘌呤、甲氨蝶呤或环磷酰胺等免疫抑制剂。

重型系统性红斑狼疮的治疗主要分两个阶段,即诱导缓解和巩固治疗。诱导缓解的目的在于迅速控制病情,阻止或逆转内脏损害,力求疾病完全缓解(包括血清学、症状和受损器官的功能恢复),但应注意过分免疫抑制诱发的并发症,尤其是感染、骨髓抑制、性腺抑制等。目前,多数患者的诱导缓解期需要超过半年或1年才能达到缓解,不可急于求成。

Q2 用了免疫抑制剂是不是可以不用糖皮质激素?

答: 糖皮质激素具有强大的抗炎和免疫抑制作用,是治疗系统性红斑狼疮的基础药物。因此,用了免疫抑制剂后还应同时应用糖皮质激素,糖皮质激素随着病情的改善而逐渐减量。

Q3 糖皮质激素的疗程是多长时间，如何减量？

答： 糖皮质激素一般应用泼尼松，重型系统性红斑狼疮的标准剂量是泼尼松1毫克/千克，每天1次，病情稳定后2周或治疗4～8周，开始以每1～2周减10%的速度缓慢减量，减至每天泼尼松0.5毫克/千克后，减药速度可按病情适当调慢；如果病情允许，维持治疗的激素剂量尽量小于泼尼松10毫克/天。在重要脏器累及的系统性红斑狼疮，乃至出现狼疮危象的情况下，可以使用较大剂量[≥2毫克/(千克·天)]甚至使用甲泼尼龙冲击治疗，甲泼尼龙可用至500～1 000毫克，每天1次，加入5%葡萄糖250毫升，缓慢静脉滴注1～2小时，连续3～5天为1个疗程。

Q4 羟氯喹主要不良反应是什么，如何避免？

答： 羟氯喹主要不良反应是视网膜病变，治疗过程中遵医嘱用药，定期眼科检查可避免不可逆的视网膜病变的发生。

Q5 环磷酰胺在使用过程中要注意什么？

答： 用药期间多饮水，白细胞计数对环磷酰胺指导治疗有重要意义，一般要求白细胞低谷不小于3.0×10^9/升。环磷酰胺冲击治疗对白细胞影响有一定规律，一次大剂量环磷酰胺进入体内，第3天左右白细胞开始下降，7～14天至低谷，之后白细胞逐渐上升，至21天左右恢复正常。对于间隔期少于3周者，更应密切注意监测血象，大剂量冲击前必须先查血常规。

Q6 服用免疫抑制剂(如环孢素和吗替麦考酚酯)期间,饮食要注意什么?

答: 环孢素与食物会发生相互作用,建议在固定的时间空腹服用,同时由于受血浆胆固醇水平的影响,血胆固醇应调整在6.5毫摩尔/升以下,胆固醇在7.8毫摩尔/升时,使用上述剂量很难达到有效组织浓度。吗替麦考酚酯药物代谢过程中存在肠肝循环,空腹服药可以提高药物利用度。但部分受者空腹服用可以出现腹泻、腹胀、腹痛等,多在减量后好转,然后仍可逐渐加至原剂量服用。

Q7 服用别嘌醇期间如果合并痛风需要注意什么?

答: 如果合并痛风服用别嘌醇,由于别嘌醇可抑制巯基嘌呤(后者是硫唑嘌呤的活性代谢物)代谢生成无活性产物,结果使巯基嘌呤的毒性增加,当二者必须同时服用时,硫唑嘌呤的剂量应该大大地减低。

Q8 系统性红斑狼疮药物治疗的疗程是多久?

答: 目前,系统性红斑狼疮尚不能根治,多数患者需要终生服药。通常,诱导缓解期需要半年至1年的时间,然后进入维持治疗阶段。

王 霞 张圣雨

疾病七　多发性肌炎、皮肌炎

疾病概述

概述

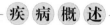

很多患者不知道多发性肌炎和皮肌炎是何类疾病。有的认为其是皮肤科的，有的认为是骨科的，还有的以为是神经内科或者感染科的。其实，多发性肌炎和皮肌炎属于自身免疫病范畴，是风湿免疫科疾病。

多发性肌炎（polymyositis，PM）是以四肢近端肌肉受累为主要表现的获得性肌肉疾病，它和皮肌炎（dermatomyositis，DM）、包涵体肌炎、非特异性肌炎、免疫介导坏死性肌病等同属特发性炎性肌病。欧美国家报道，特发性炎性肌病的发病率约为1/10万，其中多发性肌炎最为少见，但日本的报道则以多发性肌炎最为多见，我国尚无确切的流行病学资料。多发性肌炎可发生于任何年龄，但发病的年龄分布有两个高峰，即10～15岁和45～60岁。总的男女发病率之比为1∶2.5，儿童或肌炎伴恶性肿瘤时，男女发病率之比接近1∶1，与结缔组织病相伴时男女比例可高达1∶10。

发病原因

多发性肌炎、皮肌炎的病因和发病机制目前尚不清楚，但免疫反应（固有免疫和获得性免疫）起着至关重要的作用。根据其特征性的病理改变，即$CD8^{+}$T细胞攻击表达主要组织相容性复合物-Ⅰ的肌纤维，说明其为T细胞介导的免疫异常性肌病。

临床表现

皮肌炎表现为皮肤和肌肉的弥漫性炎症，皮肤出现红斑、水肿，肌肉表现为无力、疼痛及肿胀，可伴有关节痛和肺、心肌等多脏器损害；而多发性肌炎无皮肤损害。

疾病呈亚急性或隐匿起病，在数周或数月内进展。最常受累的肌群为颈屈肌及四肢近端肌，表现为平卧位抬头费力、举臂及抬腿困难，远端肌无力相对少见。严重的可累及延髓肌群和呼吸肌，出现吞咽、构音障碍及呼吸困难。多发性肌炎很少累及面肌，通常不累及眼外肌。约30%的患者有肌肉疼痛。

多发性肌炎除骨骼肌受累外，尚可有疲乏、发热和体重下降等全身症状；有关节痛和（或）关节炎等关节表现；有间质性肺炎、胸膜炎等肺部表现；有心律失常、心肌炎等心脏表现；还可有消化道受累和肾脏受累等表现及周围血管受累的雷诺现象等。骨骼肌外受累较多见于肌炎特异性抗体阳性的患者。

多发性肌炎可以伴发于其他自身免疫病，如系统性硬化、红斑狼疮等，称为重叠性肌炎，少数伴肿瘤的称为肿瘤相关性肌炎。

治疗选择

治疗应遵循个体化原则，治疗开始前应对患者的临床表现进行全面评估。

1. 一般治疗　急性期症状严重的患者需要卧床休息，进行肢体的被动运动，症状控制后给予物理治疗，予高热量、高蛋白饮食，避免感染。

2. 药物治疗

（1）糖皮质激素：目前，糖皮质激素仍然是治疗多发性肌炎的首选药物，但用法尚不统一。常用方法：初始泼尼松1.0～1.5毫克/（千克·天），晨起顿服，维持4～8周开始递减，减量速度通常是高剂量时每1～2周减5毫克，至30～40毫克/天以下时每1～2周减2.5～5.0毫克，根据情况调整减药速度，可减停或小剂量维持。临床症状缓解并稳定、肌酸激酶基本正常、肌电图无自发电活动时可以考虑停药。激素疗程一般为2～3年甚至更长。

对于症状严重的患者，如出现吞咽困难、呼吸困难或同时合并其他脏器受累，如间质性肺炎等，可在口服之前进行甲泼尼龙冲击治疗，剂量为1 000毫克/天，静脉滴注，每3～5天减为对半剂量，至相当于泼尼松的初始口服剂量时改为口服，用量用法同前。

大部分多发性肌炎患者在2～3个月后症状可有改善，若改善不明显或糖皮质激素无法耐受，则加用或换用下述免疫抑制剂。

为预防长期使用糖皮质激素的不良反应，需要同时补钾、补钙、保护胃黏膜并监测血压、血糖、血脂等。注意糖皮质激素的禁忌证，特别是活动性乙型肝炎等。使用糖皮质激素后，肌力和肌酶的改变常不平行，因此，观察疗效更重要的是临床肌力的改善。

（2）免疫抑制剂：对于糖皮质激素不敏感、耐受性差及部分起病即较为严重的患者，可加用或换用免疫抑制剂，目前最为常用的免疫抑制剂为硫唑嘌呤和甲氨蝶呤，前者起效慢于后者，分别为3个月和1个月左右。

甲氨蝶呤是治疗多发性肌炎、皮肌炎最常用的二线药。甲氨蝶呤不仅对控制肌肉的炎症有帮助，而且对改善皮肤症状也有益处，且起效比硫唑嘌呤快。甲氨蝶呤的初始剂量是7.5毫克/周，可每周增加2.5毫克，一般维持在10～20毫克/周，同时补充叶酸。由于甲氨蝶呤存在潜在的肺部损害危险，一般不用于伴发间质性肺炎的患者。

硫唑嘌呤的初始剂量是50毫克/天，1周后可加至2毫克/(千克·天)维持，需密切监测患者的血常规和肝功能，特别是用药第一个月，建议1周检查1次。

其他免疫抑制剂尚有环磷酰胺、环孢素、他克莫司和吗替麦考酚酯等。环磷酰胺多建议用于伴间质性肺炎的多发性肌炎，环磷酰胺的一般使用方法为每月1次，静脉滴注，剂量为0.8～1.0克/米^{3}体表面积，连续用6个月。

(3)静脉免疫球蛋白：大剂量免疫球蛋白在治疗皮肌炎的临床试验中被明确证实有效，但在多发性肌炎治疗中的疗效尚不明确，目前，对于较为严重的多发性肌炎患者，临床在使用糖皮质激素的同时可以加用免疫球蛋白治疗。一般剂量为400毫克/(千克·天)，连续5天，静脉滴注。

对于治疗稳定后再次出现无力、肌酶升高的患者，需要考虑多发性肌炎复发的可能，并予以激素加量等治疗，具体视症状轻重而定。

预后

多发性肌炎未经治疗通常不会自行好转，经正规免疫治疗后，大部分预后良好。有心脏、肺受累者预后较差，应给予相应的治疗。其病程大部分为单相，但亦有少部分在治疗好转后复发，总体预后较好。

药物治疗

治疗目标

多发性肌炎、皮肌炎的治疗目标为病情明显缓解或完全缓解。

常用药物

治疗多发性肌炎、皮肌炎的常用药物见表7。

联合用药注意事项

（1）如果同时服用非甾体抗炎药如阿司匹林、布洛芬、双氯芬酸等可加强其致溃疡作用，如需长期服用此类药物，需询问医师或药师，做好防范。

（2）泼尼松本身可降低免疫力，与免疫抑制剂（环孢素、他克莫司、吗替麦考酚酯等）合用，可使免疫力进一步被抑制，故可增加感染的危险性。注意预防感冒，少去人群密集的地方，必要时戴口罩。

（3）泼尼松、甲泼尼龙与排钾利尿药（呋塞米、氢氯噻嗪等）合用，可致严重低血钾，并由于水钠潴留而减弱利尿药的排钠利尿效应。如需同时服用此类药物应及时询问医师或药师。

表7 治疗多发性肌炎、皮肌炎的常用药物

常用药物	适应证	禁忌证	服用时间	用法用量	不良反应	储存条件
泼尼松	用于多发性肌炎、皮肌炎诱导治疗、维持治疗及复发治疗，目前为止，糖皮质激素仍然是治疗多发性肌炎、皮肌炎的首选药物	高血压、血栓症、胃与十二指肠溃疡、精神病、电解质代谢异常、心肌梗死、内脏手术、青光眼等患者不宜使用，对本品及肾上腺皮质激素类药物有过敏史患者、真菌和病毒感染者禁用	晨起顿服	初始泼尼松1.0～1.5毫克/(千克·天)，维持4～8周开始递减，减量速度通常是高剂量时每1～2周减5毫克，根据情况调整减药速度，可减停或小剂量维持	①医源性库欣综合征，如向心性肥胖、满月脸、类固醇性糖尿病、骨质疏松等；②免疫力下降，诱发感染，掩盖感染；③诱发胃、十二指肠溃疡；④精神症状如焦虑、兴奋、欣快或抑郁、失眠、性格改变，一般停药后可恢复；⑤抑制儿童生长	遮光，密封保存
甲泼尼龙	用于多发性肌炎、皮肌炎诱导治疗、维持治疗及复发治疗，目前为止，糖皮质激素仍然是治疗多发性肌炎、皮肌炎的首选药物。尤其适用于肝功能受损的患者	①禁用：全身性真菌感染者、对本品过敏者；②特别危险的人群：儿童、糖尿病患者、高血压患者和有精神病史的患者、某些传染性疾病(如肺结核)或某些病毒引发的疾病(如疱疹和波及眼部的带状疱疹)的患者	晨起顿服	初始甲泼尼龙0.8～1.2毫克/(千克·天)，维持4～8周开始递减，减量速度通常是高剂量时每1～2周减4毫克，根据情况调整减药速度，可减停或小剂量维持。重症患者和脏器功能进行性恶化的患者，可采用甲泼尼龙冲击治疗，每次0.5～1.0g，静脉滴注，每天或隔日1次，3次为1个疗程，1周后视病情需要可重复	同泼尼松	密闭，15～25℃保存

续表

常用药物	适应证	禁忌证	服用时间	用法用量	不良反应	储存条件
硫唑嘌呤	与糖皮质激素联合用于糖皮质激素不敏感、耐受性差及部分起病即较为严重的患者，是目前治疗多发性肌炎、皮肌炎最为常用的免疫抑制剂之一	对本品有过敏史者禁用，对6-硫唑嘌呤过敏者也可能对本品过敏	饭后以足量水吞服	初始剂量是50毫克/天，1周后可加至2毫克/(千克・天)维持	①过敏反应，头晕、恶心、疹病、肌痛、肝肾功能失调和胆汁郁积等；②良性/恶性肿瘤(包括囊肿和息肉)发生的危险性增加；③影响造血功能，如白细胞减少症，有时为贫血和血小板减少症，呈剂量相关性，通常可逆；④患者对病毒、真菌和细菌感染的易感染性增加；⑤个别患者出现脱发现象，多数可自行缓解	遮光，密封保存
甲氨蝶呤	与糖皮质激素联合用于糖皮质激素不敏感、耐受差及部分起病即较为严重的患者，是目前治疗多发性肌炎、皮肌炎最为常用的免疫抑制剂之一	妊娠期及哺乳期妇女和严重肝肾功能不全、酒精中毒或酒精性肝病、免疫缺陷、骨髓抑制或已存在血恶病质、存在严重感染、消化性溃疡病或溃疡性结肠炎患者禁用	—	初始剂量是7.5毫克/周，可每周增加2.5毫克，一般维持在10～20毫克/周，同时补充叶酸	①骨髓抑制；恶心和腹部不适、口腔黏膜溃疡、对感染抵抗力下降；②其他：疲劳、寒战、发热、头痛、头晕、困倦、耳鸣、视物模糊、眼睛不适等	25℃以下避光保存

续表

常用药物	适应证	禁忌证	服用时间	用法用量	不良反应	储存条件
环磷酰胺	多用于伴间质性肺炎的多发性肌炎、皮肌炎	对环磷酰胺过敏、严重的骨髓功能损害[特别是已使用细胞毒性药物治疗和(或)放射治疗的患者]、膀胱炎症(膀胱炎)、尿路阻塞、急性感染及妊娠期和哺乳期患者禁用	—	用法为口服2～2.5毫克/(千克·天),或每月1次静脉滴注,剂量为0.8～1.0克/米^{3}体表面积,连续6个月,后者更为常用	①骨髓抑制;胃肠道反应、肾和尿道系统、生殖毒性、肝损伤、有引起继发性肿瘤的风险、代谢和营养紊乱;②其他不良反应:最常见为可逆性脱发,手掌、指甲、脚掌的色素沉积也有报告	遮光,密闭,30℃以下保存
环孢素	常与糖皮质激素联合用于多发性肌炎、皮肌炎的免疫抑制治疗,多用于甲氨蝶呤或硫唑嘌呤不耐受的患者	①肾功能不全患者禁用,肾病综合征除外(肾病综合征呈与病情有关的用药前血清肌酐值中度升高,故被允许慎用本品以缓解病情);②未控制的高血压、未控制的感染、已知和确诊的任何类型的恶性肿瘤史禁用	每天早晚2次服用	常用剂量为3～5毫克/(千克·天),定期监测血药浓度	①肾脏:血肌酐和尿素氨水平增高;②心血管系统:动脉高血压、轻度血脂升高(常见);③神经系统和感觉器官:震颤、无力、头痛、下身感觉消失、手足的烧灼感;④肝脏和胃肠道:可逆的血胆红素和肝酶升高、胃肠功能紊乱;⑤齿龈增生;⑥皮肤:多毛、痤疮、皮疹;⑦免疫系统:增加肿瘤及感染的发生率	25℃以下保存

续表

常用药物	适应证	禁忌证	服用时间	用法用量	不良反应	储存条件
他克莫司	常与糖皮质激素联合用于多发性肌炎、皮肌炎的免疫抑制治疗，多用于甲氨蝶呤或硫唑嘌呤不耐受的患者	妊娠期妇女、对他克莫司或其他大环内酯类药物过敏者、对胶囊中其他成分过敏者禁用	每天早晚2次空腹服用	用法遵医嘱，定期监测血药浓度	①感染性疾病发病机会增加，肾功能异常，高血糖和糖尿病，震颤、头痛、感觉异常和失眠，高血压；②贫血、凝血性疾病和血细胞减少，电解质紊乱及其他代谢性疾病，胃肠道反应、肝功能异常，哮喘、呼吸困难，弱视、白内障、畏光，耳鸣、耳聋，脱发、多毛、瘙痒、出汗和皮疹，关节痛、肌痛、腿痛性痉挛、肌肉张力过高和痉挛	15～30℃保存
吗替麦考酚酯	常与糖皮质激素联合用于多发性肌炎、皮肌炎的免疫抑制治疗，近年来在多发性肌炎、皮肌炎治疗中应用较普遍，多用于甲氨蝶呤或硫唑嘌呤不耐受的患者	禁用于对吗替麦考酚酯、麦考酚酸或药物中的其他成分有过敏的患者，妊娠期妇女禁用，哺乳期妇女服药期间禁止哺乳	—	1.0～1.5克/天，分2～3次，口服	恶心、呕吐、消化不良、腹痛、腹泻、白细胞减少症、贫血、感染，增加肿瘤发病概率	15～30℃干燥处保存

续表

常用药物	适应证	禁忌证	服用时间	用法用量	不良反应	储存条件
羟氯喹	对皮肌炎的皮肤病变有效，但对肌肉病变无明显作用	已知对4-氨基喹啉类化合物过敏者；先前存在眼睛黄斑病变的患者及6岁以下儿童禁用	与饭或牛奶同服	①成人首次剂量为每天400毫克，分次服用，当疗效不再进一步改善时，剂量可减至200毫克维持；②儿童应使用最小有效剂量，不应超过6.5毫克/(千克·天)或400毫克/天，甚至更小量	①视网膜病变；角膜水肿和浑浊，光晕、视物模糊或畏光；②头发变白和脱发；③胃肠道反应；④进行性肌无力；⑤过敏反应：荨麻疹、血管性水肿和支气管痉挛等	密封，25℃以下保存

特殊人群用药指导

1. 儿童用药指导　　儿童仍处于发育阶段，各器官的生理功能还未发育完善，用药方面与成人相比具有较大差异。年龄低于6岁的儿童多发性肌炎、皮肌炎患者禁用羟氯喹。环磷酰胺有生殖毒性，甲氨蝶呤和环孢素用于未成年人的资料有限，建议慎用。儿童多发性肌炎、皮肌炎患者可在医师的指导下选用泼尼松、甲泼尼龙、硫唑嘌呤、吗替麦考酚酯，具体药物选择应遵医嘱。另外，儿童也应尽量短期使用泼尼松、甲泼尼龙，以避免或降低糖皮质激素对儿童生长和发育的影响，要密切观察不良反应。例如，儿童或少年患者长程使用糖皮质激素，发生骨质疏松症、股骨头缺血性坏死、青光眼、白内障的危险性都增加。尽量避免使用长效激素（如地塞米松），口服小剂量中效激素（泼尼松、甲泼尼龙）且隔日疗法可减轻对生长的抑制作用。

2. 青少年用药指导

（1）青少年多发性肌炎、皮肌炎患者在医师的指导下可选择泼尼松、甲泼尼龙、甲氨蝶呤、硫唑嘌呤、他克莫司、环孢素等使用，具体药物选择应遵医嘱。但青少年期发育仍未完全，使用泼尼松、甲泼尼龙时也应尽量短期使用并加强监测，密切观察不良反应，以避免或降低糖皮质激素对青少年生长和发育的影响。

（2）环磷酰胺有生殖毒性，可能导致不育、男性睾丸萎缩、血中促性腺激素增加、不可逆的精子生成障碍，女性卵巢早衰、卵巢功能紊乱、少经、排卵异常，偶见不可逆的排卵失调，伴有闭经、雌激素下降及相关症候群。应根据病情慎重选用。

3. 老年人用药指导　　患有多发性肌炎、皮肌炎的老年人，可在医师的指导下选用泼尼松、甲泼尼龙、环磷酰胺、硫唑嘌呤、甲氨蝶呤、他克莫司、环孢素、吗替麦考酚酯等药物。但老年人各脏器功能多有不同程度减退，与年轻人相比，老年人的不良反应可能更多见，如老年人用糖皮质激素易产生高血压，老年患者尤其是更年期后的女性用药易发生骨质疏松，应注意补钙及定期随访。用药期间需加强监测血常规、肝肾功能等指标。此外，老年人免疫力较差，使用糖皮质激素或联合免疫抑制剂会使免疫力进一步降低，所以免疫抑制剂尽量选择最低临床有效剂量作为维持剂量，并注意预防感染。还有，老年人多伴有基础疾病，用药种类繁多，一定要认真询问医师或药师，了解其他药物与多发性肌炎、皮肌炎治疗药物是否存在相互影响。

4. 妊娠期妇女用药指导　多发性肌炎、皮肌炎患者妊娠期禁用环磷酰胺、硫唑嘌呤、甲氨蝶呤、他克莫司、吗替麦考酚酯。妊娠期妇女使用糖皮质激素可增加胎盘功能不全、新生儿体重减少或死胎的发生率，应权衡利弊使用。目前的研究显示，环孢素相对安全，具体药物选择应遵医嘱，权衡利弊后方可使用，用药期间需在专科医（药）师的指导下定期孕检，严密监测胎儿的发育情况。哺乳期妇女在服用泼尼松、甲泼尼龙、环磷酰胺、硫唑嘌呤、甲氨蝶呤、他克莫司、环孢素、吗替麦考酚酯期间均禁止哺乳。

另外，提醒育龄期妇女，他克莫司能干扰口服避孕药的代谢，应改用其他方式避孕。

用药案例解析

案例 1

病史：患者，男性，24岁。四肢肌肉疼痛、肌无力9年，肌肉疼痛无力为对称性，以双侧上臂、大腿、颈背部为主。2009

年诊断为多发性肌炎。医师给予50毫克泼尼松片，晨起顿服，维持4～8周，嘱其每隔半月来院随访。患者出院后未规律随访，服用大剂量激素过程中患者出现面部痤疮、食欲增加、肥胖等不良反应，患者自行停用，改用“中药秘方”（成分不明）。后病情逐渐加重至下蹲、起立、上楼、举物、抬头困难，吞咽及呼吸不受累。另外，出现夜尿增多，多次查尿蛋白+，肾内科诊断为急性间质性肾炎（药物相关）。

解析：患者过分担心泼尼松的不良反应，未遵循医嘱服药，自行停用，导致病情加重。迷信成分不明的“偏方”“秘方”，不但原发病未得到控制，反而出现新的严重不良反应——急性间质性肾炎。

泼尼松是治疗多发性肌炎、皮肌炎最重要的药物，是国内外相关诊疗指南推荐的既便宜又有效的药物，患者一定要按照医嘱要求按疗程定时定量服用，并定期随访。该患者服药期间出现面部痤疮、肥胖等不良反应，建议出现类似情况及时去医院随访，面部痤疮可以通过外用药物处理，肥胖可以通过控制饮食、改变饮食结构及生活方式来改善。并且此类不良反应在激素诱导治疗结束减量后会好转，患者切不可自行减量或停用。

案例 2

病史：患者，女性，49岁。2个月前无明显诱因下出现双眼内眦、鼻根部、额部、上臂、大腿前外侧、颈前V区红斑，部分有脱屑，1个月前出现声音嘶哑，进食后呛咳。查肌酸激酶（CK）5 447单位/升、肌酸激酶同工酶（CK-MB）45单位/升、乳酸脱氢酶（LDH）479单位/升、AST 207单位/升。诊断为皮肌炎。予注射用甲泼尼龙琥珀酸钠80毫克/天抗炎治疗6天，调整为泼尼松片40毫克/天。出院后1月余，患者因腰部疼痛在当地诊所就诊，未向医师详述当前基础疾病及用药情况，医师在不知情的情况下开具了吲哚美辛片止痛，患者服用10天后出现上腹部烧灼样疼痛，多为餐后1小时内出现，胃镜提示胃溃疡。

解析：患者因腰部疼痛在当地诊所就诊时未提供详细用药史，最终导致两种药物不良反应叠加引起胃溃疡。泼尼松和吲哚美辛均可对消化道产生刺激，诱发胃、十二指肠溃疡。建议患者在服用其中一种药物期间因其他疾病就诊时一定向医师详述基础疾病及用药情况，以便医师权衡用药，避免一些不良反应的发生。

温馨提示

(1)切勿因担心药物不良反应而自行更改治疗方案，该做法可能引起病情反复、更加难以治愈，更不要迷信“偏方”“秘方”。

(2)每次就诊不同医师时，请详述基础疾病及用药情况，方便医师全面考虑加用药物的有效性及安全性。

(3)特殊剂型如控释片、缓释片，一般要求整片吞服。如果需要减量使用，请咨询医师或药师。

用药常见问题解析

Q1 患者被诊断为皮肌炎，医师开具的吗替麦考酚酯的说明书里没有这个适应证，是不是开错了药?

答： 在上述某些药物说明书的适应证中，并未提及多发性肌炎、皮肌炎，这并不能否认这些药物在该病治疗中的作用。相反，国内外已有大量研究证实这些药物在治疗多发性肌炎、皮肌炎中的有效性，并已达成专家共识，请放心使用。

Q2 如果激素偶尔忘了服用，该怎么处理？

答： 糖皮质激素和免疫抑制剂的用量均具有个体差异性，要结合体重、病情严重程度、不良反应情况等因素综合考虑。强调的是糖皮质激素建议早上一次服用，这样可以减少不良反应。尽量避免漏服，如果忘记服药了，在当天记起后，应立即服用一次的量；如果第二天记起，无须补上前一天药量，仍然按平常服用方法，切记任何情况下都不要加倍服药。

Q3 糖皮质激素、免疫抑制剂的药物不良反应很大吗？

答： 药物不良反应是指合格药品在正常用法用量下出现的与用药目的无关的有害反应。所有的药物都具有两面性，即治疗作用和不良反应。如果医师认为其治疗作用大于不良反应时，该药就可以选择。药品说明书上载明的不良反应很多，但未必每个服用的患者都会出现，即便出现了也有处理的方案，患者不必过度担心。

Q4 治疗多发性肌炎、皮肌炎的药效会受食物的影响吗？

答： 服用治疗多发性肌炎、皮肌炎的药如糖皮质激素期间食欲可能比较旺盛，注意控制饮食预防肥胖。另外，建议规律饮食，避免辛辣生冷、过于油腻的食物，减少诱发消化道溃疡的风险。他克莫司与脂肪含量高的食物一起服用会影响其吸收。因此，需空腹服用或至少在餐前1小时或餐后2～3小时服用。

Q5 患者检查结果没有显示缺钙，为什么医师给予钙片治疗？

答： 长期服用大剂量糖皮质激素容易引起骨钙流失，从而导致骨质疏松，所以此类患者需要常规补钙预防此类不良反应，碳酸钙D_3片是补充钙元素的，阿法骨化醇是促进钙吸收的，请放心服用。

Q6 多发性肌炎、皮肌炎除了按要求吃药以外，还有什么需要注意的？

答： 多发性肌炎、皮肌炎除了按要求吃药以外，还需要注意：

（1）随诊计划：严密随访是治疗多发性肌炎、皮肌炎的关键，免疫学评估是必要的，可以减少感染和其他意外的发生，保障长期缓解。原则上患者必须3～4周随诊1次。治疗1年以上可根据病情适当延长随访周期。

（2）注意事项：①功能锻炼，强调锻炼也是治疗，是维持长期缓解，减少用药甚至停药，延长生命的必要措施。②减肥饮食，肥胖本身就是一种免疫功能异常升高的表现，是疾病加重不易控制的一个重要原因，因此减肥也是治疗。避免阳光直射，不要染发及少用各种化妆品。

（3）有生育需求的女性患者，应停用免疫抑制剂半年后才能妊娠，妊娠全过程要严密随访。

亓志刚　马　艳

疾病八 血 管 炎

疾病概述

概述

血管炎是一组以血管壁炎症和纤维素样坏死为病理特征的系统性疾病，分为原发性血管炎和继发性血管炎。此章内容重点阐述原发性血管炎。原发性血管炎是指不合并有另一种已明确的疾病的血管炎，其病变可累及全身各系统，器官的大、中、小动脉和毛细血管及小静脉，其临床表现也因受累血管的种类、部位及程度的不同而异。此外，大多数血管炎之间受累血管的大小也有重叠甚至同一个血管炎患者可同时有不同的血管受累且可累及机体各部位的血管。

发病原因

血管炎属于免疫系统疾病，发病机制与人体的天然免疫系统和特异免疫系统相关。一般认为有遗传基础及潜在免疫异常的易感者，通过环境中的微生物、毒素等促发血管炎的发生。

临床表现

1. 大动脉炎

(1)全身症状：在局部症状或体征出现前，少数患者可有全身不适、易疲劳、发热、食欲缺乏、恶心、出汗、体重下降、肌痛、关节炎和结节红斑等症状，可急性发作，也可隐匿起病。当局部症状或体征出现后，全身症状可逐渐减轻或消失，部分患者则无上述症状。

(2)局部症状：按受累血管不同，出现相应器官缺血的症状与体征，如头痛、头晕、晕厥、卒中、视力减退、四肢间歇性活动疲劳。

2. 巨细胞动脉炎

(1)一般症状：全身酸痛、不适、乏力、消瘦、失眠、发热，以低热为主，少数也可出现高热，可突然起病，亦可隐袭起病，历时数周或数月。

(2)典型症状：颈肌、肩肌及髋部肌肉僵痛，严重者不能起床、上肢抬举受限、下肢不能抬举、不能下蹲、上下楼梯困难等，部分患者疼痛较剧以至不能翻身和深呼吸。肌痛多对称性分布，也可单侧或局限于某一肌群。但这些症状与多发性肌炎不同，活动困难并非真正肌肉无力，而是肌肉酸痛所致。

3. 结节性多动脉炎

(1)全身症状：多有不规则发热、头痛、乏力、周身不适、多汗、体重减轻、肌肉疼痛、肢端疼痛、腹痛、关节痛等。

(2)系统症状：可累及多个器官系统，如肾脏、骨骼、肌肉、神经系统、胃肠道、皮肤、心脏、生殖系统等，肺部受累少见。

4. 显微镜下多血管炎　可呈急性起病，表现为快速进展性肾小球肾炎和肺出血，有些也可非常隐匿，起病数年，以间断紫癜、轻度肾脏损害、间歇的咯血等为表现。

5. 韦格纳肉芽肿病　临床表现多样，可累及多系统。典型的韦格纳肉芽肿病三联征：上呼吸道、肺和肾病变。大部分患者以上呼吸道病变为首发症状。通常表现是持续性流涕，而且不断加重。肺部受累是韦格纳肉芽肿病的基本特征之一，约50%的患者在起病时即有肺部表现，80%以上的患者将在整个病程中出现肺部病变，胸闷、气短、咳嗽、咯血及胸膜炎是最常见的症状。大部分病例有肾脏病变，出现蛋白尿，红细胞、白细胞及管型尿，严重者伴有高血压和肾病综合征，最终可导致肾衰竭。这也是韦格纳肉芽肿病的重要死因之一。

6. 白塞综合征　患者全身各系统均可受累，有时患者需经历数年甚至更长时间才相继出现多种临床症状，如口腔溃疡、生殖器溃疡、眼炎、皮肤病变、神经系统损害、消化道损害、血管损害、肺部损害等。

治疗选择

1. 一般治疗

（1）树立战胜疾病的信心，积极配合治疗，使药物长期发挥最大效能。经常自我监测脉搏、血压，观察治疗效果。

（2）平时应注意勤漱口，保持口腔卫生，预防口腔感染。注意皮肤卫生，注意不挤压痤疮或身体任何部位的疖肿。

（3）要注意劳逸结合。急性期以卧床休息为主。冬季天气寒冷应注意保暖。要保持健康的精神状态、乐观良好的稳定情绪，以提高抗病能力。

（4）日常饮食应以温热或温补性食物为主，饮食应富于营养、易消化、无刺激性，同时应积极鼓励患者戒烟。忌食辛辣刺激性食物，少食生冷寒凉食物。

2. 药物治疗　糖皮质激素是血管炎治疗的基础，其剂量及用法因血管炎病变程度而异。有肾、肺、心脏及其他重要脏器受累者，除糖皮质激素外，还应及早加用免疫抑制剂，其中最常用的是环磷酰胺。其他常用的免疫抑制剂有甲氨蝶呤、环孢素、硫唑嘌呤、吗替麦考酚酯等。急性期和危重患者还可进行静脉注射大剂量免疫球蛋白。近年来，利妥昔单抗应用于抗中性粒细胞胞质抗体（ANCA）相关性血管炎取得了一定的疗效。

3. 其他治疗　如血浆置换、免疫吸附及大动脉炎的手术治疗。

预后

血管炎的预后与受累血管的大小、种类、部位有关。重要器官的小动脉或微动脉受累者预后差。早期诊治是改善预后的关键。

药物治疗

治疗目标

血管炎的治疗目标是经治疗使得患者病情得到改善，多数患者能完全缓解，减少复发概率。重症的患者应同时治疗并发症，延长生存时间。

常用药物

治疗血管炎的常用药物见表8。

联合用药注意事项

泼尼松、甲泼尼龙　为血管炎的主要治疗药物，作为糖皮质激素类药物其不良反应较多，有医源性库欣综合征，如向心性肥胖、满月脸、类固醇性糖尿病、骨质疏松等；免疫力下降，易诱发感染；诱发胃、十二指肠溃疡；精神症状如焦虑、兴奋、欣快或抑郁、失眠、性格改变等。如果同时服用非甾体抗炎药如阿司匹林、布洛芬、双氯芬酸等可加强其致溃疡作用，如需长期服用此类药物，需询问医师或药师，做好防范。泼尼松本身可降低机体免疫力，与免疫抑制剂（环孢素、吗替麦考酚酯等）合用，可使机体免疫力进一步被抑制，故可增加感染的危险性。用药者注意预防感冒，少去人群密集的地方，必要时戴口罩。其与排钾利尿药（呋塞米、氢氯噻嗪等）合用，可致严重低血钾，并由于水钠潴留而减弱利尿药的排钠利尿效应，如需同时服用此类药物，应及时询问医师或药师。

特殊人群用药指导

1. 儿童用药指导　　儿童血管炎患者建议不要使用来氟米特。环磷酰胺有生殖毒性，甲氨蝶呤和环孢素用于未成年人的资料有限，这三种药物建议慎用。儿童患者在医师的指导下可选用泼尼松、甲泼尼龙、硫唑嘌呤、吗替麦考酚酯，具体药物选择应遵医嘱。另外，儿童患者也应尽量短期使用泼尼松、甲泼尼龙，以避免或降低糖皮质激素对患儿生长和发育的影响。另外，要密切观察不良反应，儿童或少年患者长程使用糖皮质激素时发生骨质疏松症、股骨头缺血性坏死、青光眼、白内障的危险性都增加。尽量避免使用长效制剂（如地塞米松），口服小剂量中效制剂（泼尼松、甲泼尼龙）且隔日疗法可减轻对生长的抑制作用。

表8 治疗血管炎的常用药物

常用药物	适应证	禁忌证	服用时间	用法用量	不良反应	储存条件
泼尼松	用于血管炎诱导治疗、维持治疗及复发治疗，是治疗血管炎最基本的药物	高血压、血栓症、胃与十二指肠溃疡、精神病、电解质代谢异常、心肌梗死、内脏手术、青光眼等患者不宜使用，对本品及肾上腺皮质激素类药物有过敏史的患者、真菌和病毒感染者禁用	晨起顿服	初始泼尼松1.0～1.5毫克/(千克·天)，维持4～8周开始递减，减量速度通常是高剂量时每1～2周减5毫克，根据情况调整减药速度，可减停或小剂量维持	①医源性库欣综合征，如向心性肥胖、满月脸、类固醇性糖尿病、骨质疏松等；②免疫力下降，诱发感染，掩盖感染；③诱发胃、十二指肠溃疡；④精神症状如焦虑、兴奋、欣快或抑郁、失眠、性格改变，一般停药后可恢复；⑤抑制儿童生长	遮光，密封保存
甲泼尼龙	用于血管炎诱导治疗、维持治疗及复发治疗，是治疗血管炎最基本的药物。尤其适用于肝功能受损的患者	①禁用：全身性真菌感染、对本品过敏者；②特别危险的人群：儿童、糖尿病患者、高血压患者和有精神病史的患者、某些传染性疾病（如肺结核）或某些病毒引发的疾病（如疱疹和波及眼部的带状疱疹）的患者	晨起顿服	初始甲泼尼龙0.8～1.2毫克/(千克·天)，维持4～8周开始递减，减量速度通常是高剂量时每1～2周减4毫克，根据情况调整减药速度，可减停或小剂量维持。重症患者和脏器功能进行性恶化的患者，可采用甲泼尼龙冲击治疗，每次0.5～1.0克，静脉滴注，每天或隔日1次，3次为1个疗程，1周后视病情需要可重复	同泼尼松	密闭，15～25℃保存

续表

常用药物	适应证	禁忌证	服用时间	用法用量	不良反应	储存条件
环磷酰胺	常与糖皮质激素联合用于血管炎的免疫抑制治疗，是血管炎治疗中最常用的免疫抑制剂	对环磷酰胺过敏、严重的骨髓功能损害[特别是已使用细胞毒性药物治疗和(或)放射治疗的患者]、膀胱炎症(膀胱炎)、尿路阻塞、急性感染、妊娠期和哺乳期妇女禁用	静脉注射、静脉滴注或口服	每月1次静脉滴注，剂量为0.5～1.0克/米^{3}体表面积，连续6个月	①骨髓抑制、胃肠道反应、肾和尿道系统、生殖毒性、肝损伤、有引起继发性肿瘤的风险、代谢和营养紊乱；②其他不良反应：最常见的为可逆性脱发，手掌、指甲、脚掌的色素沉积也有报告	遮光，密闭，30℃以下保存
硫唑嘌呤	常与糖皮质激素联合用于血管炎的免疫抑制治疗，是血管炎治疗中常用的免疫抑制剂，可用于环磷酰胺诱导治疗达到缓解后的替代治疗或环磷酰胺不能控制病情时合并使用	对本品有过敏史者禁用；对6-硫唑嘌呤过敏者也可能对本品过敏	饭后以足量水吞服	初始剂量是50毫克/天，1周后可加至2毫克/(千克·天)维持	①过敏反应：头晕、恶心、疹病、肌痛、肝肾功能失调和胆汁淤积等；②良性/恶性肿瘤(包括囊肿和息肉)发生的危险性增加；③影响造血功能：如白细胞减少症，有时为贫血和血小板减少症，呈剂量相关性，通常可逆；④患者对病毒、真菌和细菌感染的易感染性增加；⑤个别患者出现脱发现象，多数可自行缓解	遮光，密封保存

续表

常用药物	适应证	禁忌证	服用时间	用法用量	不良反应	储存条件
甲氨蝶呤	常与糖皮质激素联合用于血管炎的免疫抑制治疗，是血管炎治疗中常用的免疫抑制剂，如环磷酰胺不能控制病情时可合并使用	妊娠期及哺乳期妇女、严重肝肾功能不全、酒精中毒或酒精性肝病、免疫缺陷患者、骨髓抑制或已存在血恶病质、存在严重感染者、消化性溃疡病或溃疡性结肠炎患者禁用	—	初始剂量是7.5毫克/周，可每周增加2.5毫克，一般维持在10～20毫克/周，同时补充叶酸	①骨髓抑制、恶心和腹部不适、口腔黏膜溃疡、对感染抵抗力下降；②其他：疲劳、寒战发热、头痛、头晕、困倦、耳鸣、视物模糊、眼睛不适等	25 ℃以下避光保存
环孢素	常与糖皮质激素联合用于血管炎的免疫抑制治疗，是血管炎治疗中常用的免疫抑制剂，多用于环磷酰胺、甲氨蝶呤或硫唑嘌呤不耐受的患者	未控制的高血压、未控制的感染、已知和确诊的任何类型的恶性肿瘤史患者禁用	每天早晚2次服用	常用剂量为3～5毫克/(千克·天)，定期监测血药浓度	①肾脏：血肌酐和尿素氮水平增高；②心血管系统：动脉高血压、轻度血脂升高(常见)；③神经系统和感觉器官：震颤、无力、头痛、下身感觉消失、手足烧灼感；④肝脏和胃肠道：可逆的血胆红素和肝酶升高，胃肠功能紊乱；⑤齿龈增生；⑥皮肤：多毛、痤疮、皮疹；⑦免疫系统：增加肿瘤及感染的发生率	25 ℃以下保存

续表

常用药物	适应证	禁忌证	服用时间	用法用量	不良反应	储存条件
吗替麦考酚酯	常与糖皮质激素联合用于血管炎的免疫抑制治疗，近年来在血管炎治疗中应用较普遍，多用于环磷酰胺、甲氨蝶呤或硫唑嘌呤不耐受的患者	禁用于对于吗替麦考酚酯、麦考酚酸或药物中的其他成分有过敏的患者及妊娠期妇女禁用，哺乳期妇女服药期间禁止哺乳	每天2～3次，口服	1.0～1.5克/天，分2～3次口服	恶心、呕吐、消化不良、腹痛、腹泻、白细胞减少症、贫血、感染，增加肿瘤发病概率	15～30℃干燥处保存
来氟米特	常与糖皮质激素联合用于血管炎的免疫抑制治疗，是血管炎治疗中常用的免疫抑制剂之一	对本品及其代谢产物过敏者及严重肝脏损害患者及妊娠期妇女禁用，哺乳期妇女服药期间禁止哺乳	每天1次，口服	根据病情选择适当剂量，推荐剂量每天1次，每次20～40毫克，病情缓解后适当减量	主要有腹痛、腹泻、瘙痒、可逆性肝酶升高、脱发、皮疹、白细胞下降等	遮光，密封，于阴凉处保存
利妥昔单抗	主要应用于难治性或经常规治疗多次复发的血管炎患者	对本药的任何组分和鼠蛋白过敏者、严重活动性感染或免疫应答严重损害者、严重心力衰竭患者、妊娠期间禁止利妥昔单抗与甲氨蝶呤联合用药	—	遵医嘱	较常见不良反应为恶心、腹泻、消化不良、皮疹、发热、头痛、感染、贫血、血细胞减少、血管性水肿、咳嗽、代谢紊乱、感觉异常、失眠、流泪、心功能紊乱、高血压	瓶装制剂保存在2～8℃

2. 青少年用药指导　小于18岁的青少年血管炎患者建议不要使用来氟米特。环磷酰胺有生殖毒性，甲氨蝶呤和环孢素用于未成年人的资料有限，这三种药物建议慎用。青少年患者在医师的指导下可选用泼尼松、甲泼尼龙、硫唑嘌呤、吗替麦考酚酯，具体药物选择应遵医嘱。另外，青少年发育仍未完全，使用泼尼松、甲泼尼龙时也应尽量短期使用并加强监测，密切观察不良反应，以避免或降低糖皮质激素对青少年生长和发育的影响。

3. 老年人用药指导　患有血管炎的老年人，可在医师的指导下选用泼尼松、甲泼尼龙、环磷酰胺、硫唑嘌呤、甲氨蝶呤、环孢素、来氟米特、吗替麦考酚酯等药物。但老年人各脏器功能多有不同程度减退，与年轻人相比，老年人的不良反应可能更多见，如老年人用糖皮质激素易产生高血压，老年患者尤其是更年期后的女性使用易发生骨质疏松，注意随访。用药期间需加强监测血常规、肝肾功能等指标。还有，老年人多伴有基础疾病，用药种类繁多，一定要认真询问医师或药师，了解其他药物与血管炎治疗药物是否存在相互影响。

4. 妊娠期及哺乳期妇女用药指导　血管炎患者妊娠期禁用环磷酰胺、硫唑嘌呤、甲氨蝶呤、来氟米特、吗替麦考酚酯。泼尼松、甲泼尼龙、环孢素相对安全，具体药物选择应遵医嘱，权衡利弊后方可使用，用药期间需在专科医（药）师的指导下定期孕检，严密监测胎儿的发育情况。哺乳期妇女在服用糖皮质激素（泼尼松、甲泼尼龙）、环磷酰胺、硫唑嘌呤、甲氨蝶呤、环孢素、来氟米特、吗替麦考酚酯期间均禁止哺乳。具体如下：

(1)糖皮质激素：妊娠期妇女使用可增加胎盘功能不全、新生儿体重减少或死胎的发生率，动物试验糖皮质激素有致畸作用，应权衡利弊使用。哺乳期妇女接受大剂量给药时不应哺乳，防止药物经乳汁排泄，造成婴儿生长抑制、肾上腺功能抑制等不良反应。

（2）环磷酰胺：可使基因异常，有致胎儿畸形的可能，尤其是妊娠前3个月，所以治疗期间建议不要妊娠。环磷酰胺可以通过母乳排泄，治疗期间不建议哺乳。在治疗前对男性应告诫进行精子保存。使用环磷酰胺治疗的患者若有生育要求，文献报道至少停药6个月后开始备孕。

（3）硫唑嘌呤：妊娠期妇女或准备近期妊娠的妇女禁用，因其存在潜在的致畸作用。哺乳期妇女在服用本品期间不应哺乳。

（4）甲氨蝶呤：有致畸作用，可从乳汁排出，故妊娠期妇女或准备近期妊娠的妇女禁用，哺乳期妇女在服药期间不应哺乳。

（5）环孢素：现有资料显示，环孢素对患者的妊娠和分娩并无增加副作用的危险，无致畸作用。但尚缺乏临床用于妊娠期妇女的对照试验，故应权衡利弊后使用。环孢素可经母乳分泌，故服药期间不应哺乳。

（6）来氟米特：妊娠期及哺乳期妇女禁用。

（7）吗替麦考酚酯：妊娠期使用本品可使前3个月流产风险和先天性畸形风险升高，特别是外耳和其他面部异常（包括腭裂和唇裂）及四肢远端、心脏、食道和肾脏异常等。妊娠期妇女应当避免使用本品，除非对胎儿的潜在益处大于潜在风险。育龄妇女在开始本品治疗之前、治疗期间及中止治疗后6周都必须采取有效的避孕措施。本药可经母乳分泌，故服药期间不应哺乳。

用药案例解析

案例 1

病史：患者，女性，52岁。10余年前反复出现咳嗽，后逐渐出现胸闷、气喘，查抗肾小球基底膜抗体阳性，抗髓过氧化物酶抗体（MPO-ANCA）阳性。结合其他辅助检查诊断为嗜酸粒细胞肉芽肿性多血管炎。予泼尼松片40毫克/天，口服，出院后加用吗替麦考酚酯分散片口服。患者基础疾病有慢性肾衰竭、高磷血症，给予碳酸钙D_3片每天嚼服降磷，1个月后随诊评估发现血管炎控制不佳，询问患者服药方法，发现患者每天在嚼服碳酸钙D_3片后立即服用吗替麦考酚酯分散片。

解析：碳酸钙D_3片和吗替麦考酚酯分散片没有隔开时间服用，前者可影响吗替麦考酚酯的吸收。建议在服用吗替麦考酚酯分散片2小时后再服用碳酸钙D_3片。

案例 2

简要病史：患者，女性，55岁。因“全身乏力、四肢近端肌肉酸痛、间歇发热1个月”入院，辅助检查显示：MPO-ANCA阳性，结合其他检查诊断为显微镜下多血管炎。予泼尼松片40毫克/天，吗替麦考酚酯分散片0.75克，每天2次口服免疫抑制治疗。出院后听朋友介绍，购买了“安全、特效、无任何副作用”的“偏方”，服用半月后患者感恶心、食欲减退，去医院检查发现肝功能损伤。

解析：患者在医师不知情的情况下自行加用宣称“安全、特效、无任何副作用”的“偏方”，导致肝功能损伤。显微镜下多血管炎为慢性免疫系统疾病，“糖皮质激素＋免疫抑制剂”的疗法是经过大量的临床研究得出的最可靠、最有效的治疗方案，且被国内外诊疗指南推荐。所有的药物都具有两面性，即治疗作用和不良反应。提醒患者一定要按照医师的要求服用药物，并定期随访，切记不要迷信“偏方”“秘方”。

温馨提示

因病情需要服用多种药物时，应搞清楚多种药物之间是否存在相关作用，易发生相互作用的不同药物，应该隔开时间服用。

(2)所有的药物都具有两面性，即治疗作用和不良反应。患者不必过分担心正规治疗药物的不良反应，一定要按照医师的要求服用药物，并定期随访，切记不要迷信那些宣称“安全、特效、无任何副作用”的“偏方”“秘方”。

(3)建议按医嘱要求服药，患者若有意愿更改治疗药物，请提前咨询医师或药师。

用药常见问题解析

Q1 泼尼松片都有哪些不良反应？如何避免？

答：(1)医源性库欣综合征，如向心性肥胖、满月脸、类固醇性糖尿病、骨质疏松等。服用大剂量泼尼松片会使食欲增加，建议控制饮食，防治肥胖及其他代谢疾病。服用大剂量糖皮质激素一般会常规服用补钙的药物预防骨质疏松，另外建议病情稳定了可以适当外出晒晒太阳，其有预防骨质疏松的作用。

(2)免疫力下降，诱发感染，所以建议服药期间尽量不去人员密集的地方，避免感染。如果不可避免，外出时须戴口罩。

(3)诱发胃、十二指肠溃疡，建议规律饮食，避免辛辣生冷、过于油腻的食物。

(4)精神症状如焦虑、兴奋、欣快或抑郁、失眠、性格改变，一般停药后可恢复。

Q2 泼尼松、甲泼尼龙说明书上说较大剂量可以引起糖尿病，请问发生的概率大吗？如何预防？

答： 泼尼松、甲泼尼龙为糖皮质激素，糖皮质激素的大剂量长疗程使用确实可导致非糖尿病患者的糖代谢异常或使原有糖尿病的患者血糖控制的难度增大。这种情况引起的糖尿病称为类固醇糖尿病，属于继发性糖尿病，它临床特点不同于原发性糖尿病，在激素停用后多数可以恢复正常。其发生的概率各家报道不一，可因年龄、激素种类、用药时间、剂量等因素不同而异。一般认为年龄＞40岁、有糖尿病家族史或原有糖尿病倾向的患者易患类固醇糖尿病，建议此类患者定期测尿糖和血糖，以便早期发现，及时治疗，避免不良后果。

Q3 因血管炎治疗目前正在使用泼尼松和硫唑嘌呤，近期有感冒、咳嗽，请问可以暂时停药吗？

答： 建议不要擅自停药。上呼吸道感染是常见的病情较轻的病毒/细菌感染，一般具有自限性，也可以通过对症或抗感染治疗处理，或者去医院就诊。泼尼松和硫唑嘌呤是血管炎的主要治疗药物，随意停用其中一种都有可能引起血管炎复发，增加下一步治疗的难度。

Q4 患者被诊断为韦格纳肉芽肿，正在接受泼尼松和环磷酰胺的口服治疗，请问饮食方面需要注意哪些？

答： 接受激素治疗应注意规律饮食，避免辛辣生冷、过于油腻的食物，防止消化道溃疡。另外，激素会使食欲增加，注意控制摄入量，避免肥胖。接受环磷酰胺化疗期间，应禁忌饮酒及含乙醇饮料。由于西柚中成分能与环磷酰胺发生相互作用而降低其效用，患者应避免进食西柚或含有西柚的饮料。

Q5 患者被诊断为血管炎，医师给予甲泼尼龙片40毫克/天，口服，注射用环磷酰胺每月1次静脉冲击治疗，另外还在服用碳酸钙D_3和骨化三醇，上次做骨密度检查结果显示骨密度减低，于是又加了阿仑膦酸钠片，请问服用这个药有什么需要注意的？

答： 阿仑膦酸钠片每天晨起时固定使用。由于该药可对上消化道黏膜产生局部刺激，必须在服药当天第一次进食、喝饮料或应用其他药物治疗之前至少半小时用白水送服，因为其他饮料（包括矿泉水）、食物和一些药物有可能会降低本品的吸收。

为尽快将药物送至胃部，降低对食道的刺激，应在清晨用一满杯白水送服，并且在服药后至少30分钟内和当天第一次进食前避免躺卧。本品不应在就寝时及清早起床前服用。否则有增加发生食道不良反应的危险。

亓志刚 马 艳

疾病九　原发性痛风

疾病概述

概述

痛风(gout)是一种单钠尿酸盐(monosodium urate, MSU)沉积所致的晶体相关性关节病,与嘌呤代谢紊乱及(或)尿酸排泄减少所致的高尿酸血症直接相关,属于代谢性风湿病范畴。痛风特指急性特征性关节炎和慢性痛风石疾病,可并发肾脏病变,重者可出现关节破坏、肾功能受损,也常伴发代谢综合征的其他组,如腹型肥胖、高脂血症、高血压、2型糖尿病及心血管疾病。

痛风见于世界各地区、各民族,患病率有所差异,目前我国的患病率为1%～3%,并呈逐年上升趋势。我国痛风患者平均年龄为48.28岁(男性为47.95岁,女性为53.14岁),逐步趋年轻化,男∶女为15∶1。超过50%的痛风患者为超重或肥胖。痛风首次发作时,血尿酸水平,男性为527微摩尔/升,女性为516微摩尔/升。男女发病诱因有很大差异,男性患者主要由饮酒诱发(25.5%),其次为高嘌呤饮食(22.9%)和剧烈运动(6.2%);女性患者最主要由高嘌呤饮食诱发(17.0%),其次为突然受冷(11.2%)

和剧烈运动(9.6%)。

发病原因

尿酸是人体内嘌呤代谢的最终产物，各种原因导致的尿酸生成增加和(或)尿酸排泄减少，都可引起血尿酸浓度过高，从而导致痛风的发生。已有研究表明，原发性痛风约10%是由于尿酸生成增加引起，约90%则是因尿酸排泄减少所致。嘌呤代谢受一些酶的调节，研究表明原发性痛风与遗传缺陷导致这些酶的缺乏或活性改变有关。次黄嘌呤鸟嘌呤磷酸核糖转移酶(HGPRT)基因和磷酸核糖焦磷酸合成酶(PRPS)基因的突变，导致酶的活性改变，尿酸生成过多。同时，尿酸作为嘌呤代谢的终产物，主要经肾脏和肠道排出体外，尿酸盐转运蛋白参与近曲肾小管对尿酸盐的主动分泌和重吸收，其基因变异可能是导致尿酸排泄障碍从而引起高尿酸血症的重要发病机制。

临床表现

95%的痛风发生于男性，起病一般在40岁以后，且患病率随年龄增加而增加，但近年来有年轻化趋势；女性患者大多出现在绝经期以后。痛风的自然病程可分为急性发作期、间歇期、慢性痛风石病变期。

1. 急性发作期　发作前可无先兆，典型发作者常于深夜被关节痛醒，疼痛进行性加剧，在12小时左右达到高峰，疼痛呈撕裂样、刀割样或咬噬样，难以忍受。受累关节红肿灼热、皮肤紧绷、触痛明显、功能受限。多于数天或2周内自行缓解，恢复正常。首次发作多侵犯单关节，50%以上发生在第一跖趾关节，在以后的病程中，90%患者累及该部位。足背、足跟、踝、膝等关节也可受累。部分患者可有发热、寒战、头痛、心悸、恶心等全身症状，可伴有白细胞升高、ESR增快。

2. 间歇期　　急性关节炎缓解后一般无明显后遗症状，有时仅有患部皮肤色素沉着、脱屑、刺痒等。多数患者在初次发作后1～2年复发，随着病情的进展，发作次数逐渐增多，症状持续时间延长，无症状间歇期缩短甚至症状不能完全缓解，且受累关节逐渐增多。从下肢向上肢、从远端小关节向大关节发展，出现指、腕、肘等关节受累，少数患者可影响到肩、髋、骶髂、胸锁或脊柱关节，也可累及关节周围滑囊、肌腱、腱鞘等部位，症状和体征渐趋不典型。

3. 慢性痛风石病变期　　皮下痛风石和慢性痛风性关节炎是长期显著的高尿酸血症未获满意控制，体内尿酸池明显扩大，大量单钠尿酸盐晶体沉积于皮下、关节滑膜、软骨、骨质及关节周围软组织的结果。皮下痛风石发生的典型部位是耳郭，也常见于反复发作的关节周围及鹰嘴、跟腱、髌骨滑囊等处。外观为皮下隆起的大小不一的黄白色赘生物，皮肤表面菲薄，破溃后排出白色粉状或糊状物，经久不愈。皮下痛风石常与慢性痛风性关节炎并存。关节内大量沉积的痛风石可造成关节骨质破坏、关节周围组织纤维化、继发退行性改变等。临床表现为持续关节肿胀、压痛、畸形、功能障碍。慢性期症状相对缓和，但也可有急性发作。

治疗选择

1. 一般治疗

(1) 痛风患者宣传教育：包括对患者和家属的教育。正确认识疾病，了解痛风有关知识，了解治疗药物的使用与注意事项，并保持乐观积极的心态。

(2) 饮食控制：养成良好的饮食习惯。进食要定时定量或少食多餐，不要暴饮暴食或一餐中进食大量肉类。少用刺激性调味料。海产品、肉类及高嘌呤植物性食物煮后弃汤可减少嘌呤量。应避免食用肝和肾等动物内脏，贝类、牡蛎和龙虾等带甲壳的海产品及浓肉汤和肉汁等。对于急性痛风发作、药物控制不佳或慢性痛风性关节炎的患者，还应禁止饮用含乙醇饮料。

(3)避免诱因：避免暴饮暴食、酗酒、受凉受潮、过度疲劳、精神紧张、防止关节损伤、慎用影响尿酸排泄的药物，如某些利尿剂、小剂量阿司匹林等。

(4)防治伴发疾病：需同时治疗伴发的高脂血症、糖尿病、高血压病、冠心病、脑血管病。

2. *药物治疗*　　急性痛风发作期，可选用的药物包括秋水仙碱、非甾体抗炎药、糖皮质激素等。间歇期和慢性期的治疗药物包括促尿酸排泄药物如丙磺舒、苯溴马隆，抑制尿酸生成的药物如别嘌醇、非布司他等。

预后

痛风的病因和发病机制较为清楚。诊断并不困难。预防和治疗有效，因此预后相对良好。如果及早诊断并进行规范治疗，大多数痛风患者可正常工作生活。慢性期病变经过治疗有一定的可逆性，皮下痛风石可缩小或消失，关节症状和功能可获改善，相关的肾脏病变也可减轻、好转。患者起病年龄小、有阳性家族史、血尿酸显著升高、痛风频发，提示预后较差。伴发高血压、糖尿病或其他肾病者，肾功能不全的风险增加甚至危及生命。

药物治疗

治疗目标

原发性痛风缺乏病因治疗，因此不能根治。治疗痛风的目的：①迅速控制痛风性关节炎的急性发作；②预防急性关节炎复发；③纠正高尿酸血症（高尿酸血症诊断标准：通常饮食状态下，2次采集非同日的空腹血，以尿酸酶法测定血尿酸值，男性高于420微摩尔/升或女性高于360微摩尔/升），以预防尿酸盐沉积造成的关节破坏及肾脏损害，提高患者生活质量。

常用药物

治疗痛风的常用药物见表9。

联合用药注意事项

（1）服用非布司他初期经常出现痛风发作频率增加，为预防治疗初期痛风发作，常需同时服用非甾体抗炎药或秋水仙碱。基于体内的药物相互作用研究，非布司他与萘普生、吲哚美辛、秋水仙碱无显著相互作用。但非布司他作为一种黄嘌呤氧化酶（XO）抑制剂，可以改变茶碱在人体内的代谢，两者联用时应谨慎。也禁止与其他通过XO代谢的药物（如巯唑嘌呤、巯嘌呤）联合使用。

（2）秋水仙碱联合使用一种非甾体抗炎药或秋水仙碱联合皮质激素类药物。在秋水仙碱与非甾体抗炎药或糖皮质激素合用时，均可增加胃肠溃疡及出血的风险，应密切关注，充分评估权衡利弊后，决定是否使用采用二者联用方案控制痛风急性期炎症反应。

表9　治疗痛风的常用药物

常用药物	适应证	禁忌证	服用时间	用法用量	不良反应	储存条件
秋水仙碱	用于痛风患者急性期消炎及镇痛	严重肾功能受损（GFR＜30毫升/分）患者	—	发作开始的12小时内使用1.0毫克，1小时后服用0.5毫克，12小时后每次0.5毫克，每天1～2次服用	胃肠道症状：腹痛、腹泻、呕吐（发生率高达80%）	遮光，30℃下密闭保存
布洛芬	同上	阿司匹林过敏的哮喘患者、其他非甾体抗炎药过敏者、妊娠期及哺乳期妇女禁用	早、晚各1次	0.3～0.6克/次，每天2次（餐后服用）	恶心、呕吐、胃溃疡及出血；罕见皮疹、肾功能损害	密闭，30℃以下保存
萘普生	同上	阿司匹林过敏的哮喘患者、其他非甾体抗炎药过敏者、妊娠期及哺乳期妇女禁用	餐后	首次0.7克，之后每8小时1次，0.25克/次	①皮肤瘙痒、呼吸困难、视物模糊或听力障碍；②胃肠道反应：胃灼烧感、消化不良、胃肠出血	遮光，密封，在干燥处保存
双氯芬酸钠	同上	阿司匹林过敏的哮喘患者、其他非甾体抗炎药过敏者禁用。妊娠期及哺乳期妇女不宜服用	餐后	首次50毫克，以后25～50毫克，每6～8小时1次（餐后服用）	同上。另少见血清转氨酶一过性升高	遮光，密封保存
吲哚美辛	同上	活动性溃疡病患者、溃疡性结肠炎及病史者、癫痫患者、对本品或对阿司匹林或其他非甾体抗炎药过敏者、血管神经性水肿或支气管哮喘者禁用	—	50毫克/次，3次/天	①胃肠道：消化不良、胃痛、胃灼烧感、恶心、反酸；②神经系统：头痛、头晕、焦虑及失眠等；③各型皮疹：最严重的为大疱性多形红斑	遮光，密封保存

续表

药物名称	适应证	禁忌证	服用时间	用法用量	不良反应	储存条件
尼美舒利	用于痛风患者急性期消炎及镇痛	对本药过敏患者、冠状动脉搭桥手术围手术期患者、消化性溃疡/出血患者、严重肝功能损害患者禁用	餐后	50 ～ 100毫克/次，2次/天（疗程不超过15天）	胃灼烧、恶心、胃痛；极少出现过敏性皮疹	密封，干燥处保存
美洛昔康	同上		餐后	7.5毫克/次，1次/天	胃肠道反应、贫血、急性哮喘、肾功能指标异常	遮光，密封保存
塞来昔布	同上	已知对磺胺过敏者、冠状动脉旁路移植术（CABG）围手术期患者、活动性消化性溃疡/出血的患者、重度心力衰竭患者禁用	餐后	首剂400毫克，之后200毫克/次，2次/天	①胃肠道反应；②心血管系统：高血压加重、心绞痛、冠状动脉病变；③肝功能异常，瘀斑、鼻出血、贫血	密闭，25 ℃以下保存
泼尼松龙	同上	对本品和甾体类激素过敏者禁用。对于严重精神病、癫痫、活动性消化性溃疡、骨质疏松患者应权衡利弊后使用	晨起顿服	30毫克/次，1次/天	医源性库欣综合征、出血倾向、骨质疏松、胃肠道反应、并发感染、糖皮质激素停药综合征	遮光，密封保存
甲泼尼龙	同上	全身性真菌感染者、过敏患者禁用	晨起顿服	0.5 ～ 1毫克/（千克·次），1次/天	①体液及电解质紊乱；②肌肉骨骼系统：肌无力、骨质疏松、无菌性坏死；③胃肠道系统：消化道出血、胰腺炎；④皮肤：伤口愈合不良、瘀斑、痤疮；⑤内分泌：抑制垂体-肾上腺皮质轴、糖耐量异常	密闭，15 ～ 25℃保存

续表

药物名称	适应证	禁忌证	服用时间	用法用量	不良反应	储存条件
丙磺舒	用于间歇期和慢性期的降尿酸治疗	对本品和磺胺类药过敏者、肾功能不全者、肿瘤患者、使用细胞毒抗癌药、放疗患者禁用	—	0.25克/次，2次/天，1周后可增至5克/次，2次/天	胃肠道反应；促进肾结石形成，应保证尿pH＞6.5，大量饮水并同服碱化尿液的药物；与磺胺出现交叉过敏反应	遮光，密封保存
苯溴马隆	同上	对本品任何成分过敏者、中至重度肾功能损害者[GFR＜20毫升/分]禁用，妊娠期妇女、有可能妊娠及哺乳期妇女禁用	早餐后服用	50毫克/次，1次/天	胃肠不适感，如恶心、呕吐、胃内饱胀感；极少出现荨麻疹	遮光，密封保存
别嘌醇	同上	对本品过敏、严重肝肾功能不全和明显血细胞低下者禁用	—	初始剂量为50毫克/次，2次/天，每周递增50～100毫克，至300毫克/天	①皮疹，严重的剥脱性皮炎型药疹；②胃肠道反应：腹泻、恶心、呕吐、腹痛；③白细胞减少或血小板减少	遮光，密封保存
非布司他	同上	与巯唑嘌呤、巯嘌呤存在配伍禁忌	—	40毫克/次，1次/天，2周后血尿酸不达标可增量至80毫克/次	肝功能异常、头晕、血小板减少紫癜、白细胞增多/减少、心绞痛、胃肠道反应、过敏反应	遮光，密封，不超过25℃保存

特殊人群用药指导

1. 青少年用药指导　青少年痛风患者在急性期可在医师的指导下选用秋水仙碱、非甾体抗炎药、糖皮质激素，降尿酸药物中的别嘌醇、非布司他、苯溴马隆也无明显的使用禁忌，具体药物选择应遵医嘱。青少年发育尚未完全，泼尼松、甲泼尼龙等糖皮质激素应尽量短期使用并加强监测，预防不良反应的发生。

2. 老年人用药指导　老年痛风患者由于肝肾功能多有不同程度减退及合并其他基础疾病，用药前应结合病情充分评估。例如，合并消化道疾病的老年患者，应尽量避免使用COX-1抑制剂（如萘普生、双氯芬酸钠）；合并心血管疾病的老年患者，用COX-2抑制剂（如塞来昔布等）期间需加强监测血常规、肝肾功能等指标。

3. 妊娠期及哺乳期妇女用药指导　痛风合并妊娠的患者禁用秋水仙碱、别嘌醇、苯溴马隆、吲哚美辛、塞来昔布，糖皮质激素如甲泼尼龙相对安全，但应采用小剂量、短程的治疗方案。双氯芬酸钠不宜在妊娠期使用，只有当考虑潜在获益大于对胎儿的危害时才使用该药。具体药物选择应遵医嘱，充分权衡利弊后方可使用。需在专科医师的指导或药师的严密监护下使用，并定期孕检，严密监测胎儿的发育情况。

4. 肝肾功能不全用药指导　痛风合并肝功能不全的患者应在使用非甾体抗炎药、糖皮质激素时注意加强监测肝功能。对于肾功能不全的痛风患者，建议先评估肾功能，再根据患者具体情况，选用对肾功能影响小的药物，并在使用过程中，密切监测肾功能。抑制尿酸生成的药物（如别嘌醇和非布司他）和促尿酸排泄的药物（如苯溴马隆）均可降低肾小球尿酸的负荷。别嘌醇用于肾功能不全患者时起始量应降低，后逐渐增加剂量，非布司他应用于轻中度肾功能不全患者时无须调整剂量。促尿酸排泄的药物慎用于存在尿酸性肾结石和重度肾功能不全的患者。肾小球滤过率＜30毫升/分的患者禁用秋水仙碱，肾小球滤过率＜20毫升/分的患者禁用苯溴马隆。

用药案例解析

案例1

病史：患者，男性，56岁。痛风病史5年，痛风发作每年＞3次，发作时自行服药症状缓解后未规律复诊。5个月前，因症状复发自行于私人中医诊所就诊，购买该诊所推荐的自制丸剂（具体药物成分不详），服药后，关节疼痛症状缓解明显，于入院前坚持服用该药。此次因解黑便3天入院。

解析：痛风急性发作时，治疗上应迅速控制急性发作并预防急性关节炎的再次复发，常选择非甾体抗炎药、秋水仙碱及激素作为一线用药。缓解期在预防用药的基础上加用降尿酸药。该患者痛风发作每年＞3次，应给予积极降尿酸治疗药物，如促尿酸排泄药物苯溴马隆或抑制尿酸合成的药物别嘌醇、非布司他等，并定期检测血尿酸水平，控制血尿酸＜360微摩尔/升。该患者对疾病认识不够，因症状反复，未到正规医院专科就诊，自行服用成分不详的药物（可能含有激素或止痛药），并长期服用此药，导致药物蓄积而产生了消化道出血的不良反应。建议患者在痛风治疗中，遵循规范化，正确认识疾病及所服用药物的注意事项，以控制疾病复发，缩短疗程，减少消化道溃疡、出血等风险。

案例 2

病史：患者，男性，59岁。因多关节疼痛8年，加重2个月入院。8年前，患者突发右第一跖趾关节红肿热痛，诊断为痛风。3周前，患者再发多关节疼痛，使用秋水仙碱片及非甾体抗炎药效果不佳，予以泼尼松片20毫克/天治疗后疼痛缓解；随后予以别嘌醇片治疗，此次因别嘌醇片导致的过敏反应入院。

解析：别嘌醇过敏反应为一种迟缓性过敏反应状态，随着用药剂量增大而逐渐加重，严重的可发生剥落性皮炎等重型药疹。老年患者在开始治疗前，应充分评估肝肾功能，遵医嘱使用小剂量药物开始治疗，在使用过程中密切监测皮疹等不良反应。另有研究表明，在亚洲人群中*HLA-B5801*基因突变与别嘌醇引起的严重皮肤不良反应高度相关，在开始别嘌醇治疗前进行*HLA-B5801*基因筛查可降低出现严重过敏反应的风险。出现过敏症状的患者可换用其他降尿酸药物，如非布司他。

用药常见问题解析

Q1 痛风发作急性期的治疗应该如何选药？

答：痛风发作的主要治疗药物是秋水仙碱、非甾体抗炎药及皮质类固醇激素，在痛风急性发作期，推荐首先使用非甾体抗炎药缓解症状。有非甾体抗炎药使用禁忌证的患者建议单独使用低剂量的秋水仙碱，同时认为短期单用糖皮质激素的疗效及安全性与非甾体抗炎药类似。而对于痛风严重急性发作的患者，除了低剂量秋水仙碱或关节腔内注射长效激素有效外，联合用药也能有效控制急性期症状，如秋水仙碱联合使用一种非甾体抗炎药或秋水仙碱联合皮质激素类药物。

Q2 是不是每位痛风患者都需要吃降尿酸药物？

答： 对符合以下条件的高尿酸血症或痛风患者需要接受降尿酸药物治疗：

（1）痛风性关节炎已发作2次或2次以上，需要立即给予降尿酸治疗。

（2）痛风性关节炎仅发作1次，但同时合并以下任何一项，应立即开始降尿酸治疗：年龄40岁、有痛风石或关节腔尿酸盐沉积证据、尿酸性肾石症或肾功能损害（G_2期及以上）、高血压、糖耐量异常或糖尿病、血脂紊乱、肥胖、冠心病、脑卒中、心功能不全。

（3）血尿酸超过480微摩尔/升者，若出现以下任何一项症状，应立即开始降尿酸治疗：痛风性关节炎发作1次、尿酸性肾石症或肾功能损害（G_2期及以上）、高血压、糖耐量异常或糖尿病、血脂紊乱、肥胖、冠心病、脑卒中、心功能不全。

（4）血尿酸超过540微摩尔/升者，均需要接受降尿酸治疗。

痛风患者根据自身情况对照上述四点，可初步判断是否需要接受降尿酸药物治疗。若确诊高尿酸血症，血尿酸大于420微摩尔/升，但不符合上述四条中任何一条，则不需要立即接受药物降尿酸治疗，可以通过多饮水、低嘌呤饮食配合积极运动等生活方式的干预来控制血尿酸，并定期至医院随访，监测血尿酸，若发现血尿酸进行性上升，或出现痛风及其他并发症，一旦符合上述标准，再开始接受药物治疗，为时也并不晚。

Q3 秋水仙碱的用法用量及用药注意事项是什么?

答: 秋水仙碱可降低白细胞活动及吞噬作用,减少乳酸形成,由此减少尿酸盐结晶的沉积,减轻炎症反应而产生止痛作用。目前,一般都推荐小剂量,负荷量为1.0毫克,1小时后服用0.5毫克,12小时后按照每次0.5毫克,每天3次维持至痛风完全缓解。而早期首次口服1.0毫克,以后每2小时给予0.5毫克口服的服药方法不再使用。如果已经使用秋水仙碱预防性治疗,本次再发作建议换用非甾体抗炎药或糖皮质激素。秋水仙碱使用时还应注意用药安全,严重的消化性溃疡,肾、肝、心功能不全或血液系统疾病者禁用。肾小球滤过率<30毫升/分的患者不建议使用此药。其在与克拉霉素、红霉素、环孢素或其他强效P-糖蛋白和(或)CYP3A4 抑制剂合用时,应减小剂量,防止药物过量导致的不良反应。

Q4 服用别嘌醇需要注意些什么?

答: 为减少别嘌醇的严重皮肤不良反应[Stevens-John综合征(SJS)和中毒性皮肤坏死症(TEN)],在使用前应检测与此不良反应密切相关的基因*HLA-B5801*,若该基因为阳性应避免使用;使用别嘌醇时,应从低剂量开始,肾功能正常者起始剂量为1.0克/天,肾功能不全剂量应更低,逐渐增量至血尿酸控制达标。应根据血尿酸监测值调整给药剂量和给药疗程。服药期间应多饮水,并使尿液呈中性或碱性以利尿酸排泄。用药期间应定期检查血象及肝肾功能。

Q5 哪些药物可引起尿酸升高，痛风患者需要尽量避免使用？

答：（1）利尿剂：袢利尿剂、噻嗪类利尿剂会使痛风的发病风险明显升高，如呋塞米、氢氯噻嗪。可能的机制是血容量降低，导致肾小管分泌受抑制，近曲小管重吸收增加，进而导致血尿酸升高。

（2）小剂量阿司匹林（75～300毫克）会明显抑制肾小管排泄尿酸而使血尿酸升高。

（3）常用的抗结核药物吡嗪酰胺和乙胺丁醇会导致高尿酸血症，进一步诱发痛风发作，两者通过抑制尿酸排泄，促进肾小管对尿酸的吸收而升高尿酸。

（4）免疫抑制剂他克莫司、环孢素均可导致高尿酸血症。

（5）长期口服硝苯地平可以使血尿酸明显升高，尼群地平影响较小，而氨氯地平对血尿酸几乎无影响。β受体阻滞剂如普萘洛尔升高尿酸作用较明显，而美托洛尔对尿酸影响较小。

（6）烟酸作为人体必需的13种维生素之一，是一种水溶性B族维生素。大剂量服用烟酸引起高尿酸血症可能与烟酸参与嘌呤代谢的相关过程有关，摄入过多可增加体内尿酸水平。

（7）喹诺酮类药物可能导致肾损害，肾小管分泌功能紊乱，进而可能导致高尿酸血症。

（8）环磷酰胺用于白血病或淋巴瘤治疗时，易发生高尿酸血症及尿酸性肾病。

（9）左旋多巴是多巴胺的前体。进入人体后可代谢成高香草酸和苦杏仁酸。这两种物质会与尿酸竞争排泄路径，使尿酸的排泄量减少，从而导致尿酸升高。

谢　玲　唐丽琴

疾病十　自身免疫性肝病

疾病概述

概述

免疫是指生物体能识别自己而排斥、攻击异己（病原体、毒素等）以达到生物体的稳定和安全的生理现象。自身免疫是指生物体不能识别自身成分而表现出免疫反应异常，增强排斥攻击，导致自身损害的病理现象。这说明免疫反应是把双刃剑，它既有保护自身的生理反应，又有在某些情况下排斥、攻击自身的病理反应。其中原因并未完全搞清楚，可能与先天遗传、环境因素、体内长期不良刺激有关。

自身免疫性肝病与病毒感染、乙醇、药物、遗传等其他因素所致肝病不同，是一组由于自身免疫异常导致的肝病，突出特点是血清中存在自身抗体。

发病原因

原发性胆汁性肝硬变是一种病因未明的慢性进行性胆汁淤积性肝病，是由于肝内小叶间胆管肉芽肿炎症导致小胆管破坏减少、胆汁淤积，最终出现纤维化、肝硬化甚至肝衰竭。胆管破坏导致的疏水胆酸在肝细胞内潴留可能是原发性胆汁性肝硬变病变进展的主要原因。确切病因尚不清楚，一般认为本病是一种自身免疫性疾病，细胞免疫和体液免疫均发生异常。

自身免疫性肝炎是一种慢性进展性自身免疫性肝病，发病机制尚未明确，目前认为遗传易感性是其主要因素。自身免疫性肝炎存在明显的家族成员集中发病现象，而病毒感染、药物和环境则可能是在遗传易感基础上的促发因素。

原发性硬化性胆管炎也是一种慢性胆汁淤积性肝病，其发病机制与自身免疫有关，病理进展类似于原发性肝硬化。

临床表现

原发性胆汁性肝硬变早期症状较轻，乏力和皮肤瘙痒为本病最常见的首发症状，乏力的严重程度与肝的病变程度不相关。瘙痒常在黄疸发现前数月至2年出现，可以是局部性，也可以是全身性，可在夜间加剧。少数患者瘙痒和黄疸同时出现，先有黄疸后出现瘙痒者少见。黄疸出现后尿色深黄，粪色变浅，皮肤渐有色素沉着。因长期肝内胆汁淤积导致分泌和排泄至肠腔的胆汁减少，从而影响脂肪的消化吸收，可有脂肪泻和脂溶性维生素吸收障碍，出现皮肤粗糙和夜盲症（维生素A缺乏）、骨软化和骨质疏松（维生素D缺乏）、出血倾向（维生素K缺乏）等。由于胆小管阻塞，血中脂类总量和胆固醇持续增高，可形成黄瘤，其为组织细胞吞噬多量胆固醇所致；黄瘤为黄色扁平斑块，常见于眼睑内眦附近和后发际。肝衰竭时血清脂类下降，黄瘤亦逐渐消散。肝中度或显著肿大，常在肋下4～10厘米，质硬，表面平滑，压痛不明显。脾也中度以上肿大，晚期出现腹水、门静脉高压症与肝衰竭，病变长期发展可并发肝癌。此外，还可伴有干燥综合征、甲状腺炎、类风湿关节炎等自身免疫性疾病的临床表现。

自身免疫性肝炎以女性多见，在10～30岁及40岁呈2个发病高峰，一般起病缓慢，类似慢性病毒性肝炎，约有1/3的病例类似急性病毒性肝炎。症状轻重不一，轻者可无症状。一般表现为疲劳、上腹不适、瘙痒、食欲缺乏等。早期肝大，通常还有脾大、黄疸、蜘蛛痣等。晚期发展为肝硬化，可有腹水、肝性脑病。肝外表现可有持续发热伴急性、复发性、游走性大关节炎；可有牙龈出血、鼻出血；满月面容、痤疮、多体毛、皮肤紫纹；还可以有甲状腺炎和肾小球肾炎等表现；女性患者通常有闭经。合并肝外表现时，多提示疾病处于活动期。

治疗选择

1. 原发性胆汁性肝硬变的治疗　原发性胆汁性肝硬变无特效治疗，主要是对症和支持治疗。饮食以低脂肪、高热量、高蛋白为主。脂肪泻患者可补充中链三酰甘油辅以低脂饮食。针对脂溶性维生素缺乏，补充维生素A、维生素D_3、维生素K，并注意补钙。瘙痒严重者可试用离子交换树脂——考来烯胺。

熊去氧胆酸（ursodeoxycholic acid，UDCA）对原发性胆汁性肝硬变的疗效已得到肯定；该药可减少内源性胆汁酸的肝毒性，保护肝细胞膜，增加内源性胆汁酸的分泌，且可减少HLA Ⅰ类和Ⅱ类抗原分子在肝细胞膜上的异常表达，兼有免疫调节作用。该药对部分患者能改善临床症状和实验室指标，延迟疾病进展，有效病例宜长期服用。原发性硬化性胆管炎的最适剂量尚未确定，目前多主张13～15毫克/（千克·天）。对熊去氧胆酸无效病例可视病情试用糖皮质激素、甲氨蝶呤、硫唑嘌呤、环孢素、秋水仙碱等，但这些药物疗效均未肯定。进展到肝硬化阶段则治疗同肝硬化，晚期患者施行肝移植手术，可提高存活率。

2. 自身免疫性肝炎的治疗　糖皮质激素对自身免疫性肝炎多有良效，目前美国肝病研究协会推荐治疗方案为：①单用泼尼松疗法，第1周泼尼松60毫克/天，第2周为40毫克/天，第3周、第4周为30毫克/天，第5周及以后为20毫克/天维持治疗。②为提高疗效及减少不良反应，可用泼尼松和硫唑嘌呤联合疗法，开始时用泼尼松30毫克/天和硫唑嘌呤50毫克/天，病情改善后逐渐减量至维持量泼尼松10毫克/天和硫唑嘌呤50毫克/天。病情缓解是指临床症状消失、血清转氨酶及γ球蛋白基本恢复正常、组织学无明显活动性炎症。一般开始治疗2周后血液生化即开始有明显改善，但肝脏组织学改善要晚3～6个月，达到完全缓解常需2～3年，但停药后仍有不少患者复发，因此不宜过早停药。长期用药应注意糖皮质激素引起的骨质疏松和硫唑嘌呤引起的骨髓抑制等不良反应。大多数自身免疫性肝炎患者对治疗反应较好，可长期存活，有20%～40%的患者无效。上述治疗无效者可试用环孢素、FK506、西罗莫司、环磷酰胺等治疗。熊去氧胆酸具有免疫调节、保护肝细胞和去除脂溶性胆盐的作用，可用于治疗自身免疫性肝炎/原发性胆汁性肝硬变、重叠综合征患者。

少数治疗无效或已发生肝硬化的患者最终发展为失代偿期肝硬化，晚期患者施行肝移植可提高存活率。

预后

原发性胆汁性肝硬变预后差异很大，有症状患者的生存期为10～15年，无症状者存活时间显著长于有症状者。预后不佳的因素包括老年、血清总胆红素浓度进行性升高、肝合成功能下降、组织学改变持续进展。常见的死亡原因为肝硬化晚期并发症。肝移植可显著改善患者的生存期和生命质量。

自身免疫性肝炎的预后差异较大，10年总体生存率为80%～93%。无症状患者预后较好，有症状患者13%～20%可自发缓解。肝的炎症程度影响着自身免疫性肝炎的预后，初发就表现严重炎症的患者长期预后较差。治疗无法获得缓解或治疗后复发者预后也较差。多数患者最终仍发展为肝硬化。

药物治疗

治疗目标

自身免疫性肝病的治疗目标是诱导缓解，改善症状，改善肝功能，减轻肝组织学损害，延缓病情进展至肝硬化，预防并发症如腹水、上消化道出血、肝性脑病的发生，降低死亡率。

常用药物

治疗自身免疫性肝病的常用药物见表10。

联合用药注意事项

（1）泼尼松与硫唑嘌呤联合用于治疗自身免疫性肝炎时，开始时用泼尼松30毫克／天和硫唑嘌呤50毫克／天，病情改善后逐渐减量至维持量泼尼松10毫克／天和硫唑嘌呤50毫克／天。临床症状消失、血清转氨酶及 γ 球蛋白基本恢复正常、组织学无明显活动性炎症则说明病情缓解。

表10　治疗自身免疫性肝病的常用药物

常用药物	适应证	禁忌证	服用时间	用法用量	不良反应	储存条件
熊去氧胆酸	用于原发性胆汁性肝硬变，改善胆汁淤积的血清生化指标	胆道完全阻塞和严重肝功能减退者禁用	早晚进餐时分次给予	口服，利胆，每次50毫克，每天150毫克	主要为腹泻，发生率为2%。其他罕见不良反应有便秘、过敏反应、瘙痒、头痛、头晕、胃痛、胰腺炎和心动过缓等	密闭，凉暗处保存
泼尼松	适用于自身免疫性肝炎，能明显缓解症状，改善生化指标异常及组织学改变，延缓病情进展	高血压、血栓症、胃与十二指肠溃疡、精神病、电解质代谢异常、心肌梗死、内脏手术、青光眼等患者不宜使用，对本品及肾上腺皮质激素类药物有过敏史患者禁用，真菌和病毒感染者禁用	晨起8：00左右顿服	自身免疫性疾病口服，每天40～60毫克，病情稳定后减量，每隔1～2天减少5毫克	本品较大剂量易引起糖尿病、消化道溃疡和类库欣综合征症状，对下丘脑-垂体-肾上腺轴抑制作用较强。并发感染为主要不良反应	干燥，密闭，阴凉处保存
硫唑嘌呤	与泼尼松联用适用于自身免疫性肝炎，能明显缓解症状，改善生化指标异常及组织学改变，延缓病情进展	已知对本品高度过敏的患者禁用	无特殊要求	口服，每天1～3毫克/千克，一般每天100毫克，一次服用，可连服数月	较巯嘌呤相似但毒性稍轻，可致骨髓抑制、肝功能损害、畸胎、亦可发生皮疹，偶见肌萎缩	干燥，密封，阴凉处保存

续表

常用药物	适应证	禁忌证	服用时间	用法用量	不良反应	储存条件
考来烯胺	用于胆管不完全阻塞所致的瘙痒	对考来烯胺过敏者、胆道完全闭塞患者禁用	于饭前服或与饮料拌匀服用	①成人剂量：口服，维持量，每天2～24克（无水考来烯胺），用于止痒的剂量为16克（无水考来烯胺），分3次；②小儿剂量：口服，用于降血脂，初始剂量，每天4克（无水考来烯胺），分2次服用，维持剂量为每天2～24克（无水考来烯胺），分2次或多次服用	多发生于服用大剂量及超过60岁的患者。①较常见的有便秘，通常程度较轻、呈短暂性，但也可能很严重甚至引起肠梗阻，胃烧灼感，消化不良，恶心、呕吐，胃痛；②较少见的有胆石症、胰腺炎、胃肠出血或胃溃疡、脂肪泻或吸收不良综合征、嗳气、肿胀、眩晕、头痛；③长期服用本品偶尔可致骨质疏松	密闭，凉暗处保存

（2）自身免疫性肝炎一般开始治疗2周后血液生化即开始有明显的改善，但肝脏组织学改善要晚3～6个月，达到完全缓解常需2～3年，但停药后仍有不少患者复发，因此不宜过早停药。长期用药应注意糖皮质激素引起的骨质疏松和硫唑嘌呤引起的骨髓抑制等不良反应。

特殊人群用药指导

1. 儿童用药指导　　2岁以下儿童患者禁用秋水仙碱。糖皮质激素宜晨起8：00左右顿服。儿童患者如无特殊禁忌，在治疗自身免疫性肝炎时尤应采用泼尼松联合硫唑嘌呤的方案以减少激素对生长发育的不利影响。有研究显示，对于儿童患者甚至可考虑以硫唑嘌呤单药维持治疗。

2. 青少年用药指导　　青少年因处于生长发育期，如无特殊禁忌，宜采用糖皮质激素联合硫唑嘌呤方案治疗，以减少激素对生长发育的不利影响。

3. 老年人用药指导　　老年人随着年龄的增加，自身钙质的流失也在增加，故在糖皮质激素治疗期间需每年随访脊椎及髋关节的骨密度，及时补充钙剂、维生素D_3及双膦酸盐预防骨质疏松。

4. 妊娠期妇女用药指导　　妊娠期妇女建议单用糖皮质激素，禁用秋水仙碱，不宜使用熊去氧胆酸、慎用硫唑嘌呤，理论上说，硫唑嘌呤可能对胎儿有潜在的致畸作用，美国食品药品监督管理局（FDA）将其列为妊娠期用药D类，但是目前尚未有妊娠期应用硫唑嘌呤后致畸的报道，多数意见认为该药并非妊娠期的绝对禁忌。

用药案例解析

案例 1

病史：患者，男性，40岁。自身免疫性肝病，给予泼尼松片治疗，患者前日忘服泼尼松片，于次日记起时补服双倍剂量的泼尼松片。

解析：应记得按时服药。如果忘记服药了，在当天记起后，应立即服用一次的量；如果第二天记起，无须补上前次的每天药量，仍然按平常服用方法，切记任何情况下都不要加倍服药。如果患者有经常忘记服药的习惯，可以自己备个小药盒、定个闹钟或让家人提醒。

案例 2

病史：患者，女性，50岁。自身免疫性肝炎，给予泼尼松片联合硫唑嘌呤片治疗。因长期服用泼尼松片，体重有所增加，患者在未经医师同意的情况下，停用泼尼松片。

解析：不应随意停药。自身免疫性肝炎一般开始治疗2周后血液生化开始有明显改善，但肝脏组织学改善要晚3～6个月，达到完全缓解常需2～3年，但停药后仍有不少患者复发，因此不宜过早且随意停药。

温馨提示

(1) 患者长期服用糖皮质激素时需警惕骨质疏松症，在服药期间可同时服用钙剂。

(2) 考来烯胺味道难闻，可用调味剂伴服。

(3) 长期服用考来烯胺会导致脂肪吸收不良，应适当补充维生素A、维生素D_3、维生素K等脂溶性维生素。

(4) 切勿随意停药。

用药常见问题解析

Q1 自身免疫性肝炎开始药物治疗的绝对适应证有哪些？

答： 根据相关指南推荐，自身免疫性肝炎开始治疗的绝对适应证有：①谷丙转氨酶、谷草转氨酶大于10倍正常上限；②谷丙转氨酶、谷草转氨酶大于5倍正常上限且丙种球蛋白大于2倍正常上限；③肝活检提示桥接坏死或多小叶性肝坏死。当患者未达上述指标时，治疗应个体化并在充分权衡治疗利弊下进行。免疫抑制剂仅在肝脏炎症活跃时有效，故无临床表现、实验室指标或病理改变明确提示病情活跃，尤其是对处于肝硬化失代偿的患者，不宜进行免疫抑制治疗。对于儿童患者，一旦确诊，则无论有无临床症状或实验室异常，均应及早开始进行治疗。

Q2 熊去氧胆酸应该饭前服还是饭后服？

答： 熊去氧胆酸宜早晚进餐时分次给予。

Q3 自身免疫性肝病服用熊去氧胆酸的益处是什么？

答： 熊去氧胆酸可全面改善胆汁淤积的血清生化指标，延缓患者需要进行肝移植的时间，并有可能延长患者寿命。

Q4 对于肝功能异常的原发性胆汁性肝硬变患者应用熊去氧胆酸和考来烯胺时应注意什么？

答： 对肝功能异常的原发性胆汁性肝硬变患者应用熊去氧胆酸治疗，剂量为13～15 毫克/(千克・天)，分次或1次顿服。

如果同时应用考来烯胺散(考来烯胺),二者应间隔4小时以上。

Q5 自身免疫性肝炎的药物治 疗原则是什么?

答: 单独应用泼尼松或联合硫唑嘌呤治疗自身免疫性肝炎能明显缓解症状,改善生化指标异常及组织学改变,延缓病情进展并提高生存率,有效率可达80%～90%。起始剂量一般为泼尼松或泼尼松龙20～60毫克/天,或泼尼松或泼尼松龙15～30毫克/天联合硫唑嘌呤1毫克/(千克·天),单用硫唑嘌呤一般无效。如患者治疗有效(即血清转氨酶恢复正常或＜2倍上限水平,IgG恢复正常,如行肝脏病理检查无活动性炎症),此时激素剂量逐步减少。一般认为免疫抑制剂应予最小剂量维持肝功能正常水平至少2年或以上。大多数患者停药后病情复发。对于复发患者建议予终身小剂量激素或硫唑嘌呤维持治疗。

朱立然　唐丽琴

参 考 文 献

葛均波，徐永健，梅长林，等. 内科学[M]. 8版. 北京：人民卫生出版社，2013：797-868.

中华医学会. 临床诊疗指南风湿病分册[M]. 北京：人民卫生出版社，2005：1-137.

韩英，陈瑜. 2017欧洲肝脏病学会原发性胆汁性胆管炎诊治指南解读[J]. 中华肝脏病杂志，2017，25(ll)：814-818.

卢向阳，唐芳，陈琳英，等. 甲氨蝶呤片联合不同抗风湿药物治疗类风湿关节炎的临床观察[J]. 风湿病与关节炎，2018，7(2)：14-18，32.

苏有瑞，嵇莹莹，龚国清. 治疗类风湿关节炎的新靶点研究进展[J]. 中国新药杂志，2017，26(17)：2019-2025.

他克莫司在狼疮肾炎中应用的中国专家共识讨论组. 他克莫司在狼疮肾炎中应用的中国专家共识[J]. 中华风湿病学杂志，2017，2(7)：483-485.

中国医师协会肾脏内科医师分会. 中国肾脏疾病高尿酸血症诊治的实践指南(2017版)[J]. 中华医学杂志，2017，97(25)：1927-1936.

中华医学会儿科学分会肾脏学组. 狼疮性肾炎诊治循证指南(2016)[J]. 中华儿科杂志,2018,56(2): 88-94.

中华医学会风湿病学分会. 系统性红斑狼疮诊断及治疗指南[J]. 中华风湿病学杂志,2010,14(5): 342-346.

中华医学会风湿病学分会. 自身免疫性肝病诊断和治疗指南[J]. 中华风湿病学杂志,2011,15(8): 556-558.

中华医学会肝病学分会,中华医学会消化病学分会,中华医学会感染病学分会. 原发性胆汁性肝硬化(又名原发性胆汁性胆管炎)诊断和治疗共识(2015)[J]. 临床肝脏病杂志,2016,24(1): 5-13.

中华医学会肝病学分会,中华医学会消化病学分会,中华医学会感染病学分会. 自身免疫性肝炎诊断和治疗共识(2015)[J]. 临床肝脏病杂志,2016,24(1): 23-35.

Brandão M, Marinho A. Idiopathic inflammatory myopathies: definition and management of refractory disease [J]. Autoimmun Rev, 2011, 10(11): 720-724.

Dalakas M C. Pathogenesis and therapies of immune-mediated myopathies [J]. Autoimmun Rev, 2012, 11(3): 203-206.

Dimachkie M M. Idiopathic intlammatory myopathies [J]. J Neuroimmunol, 2011, 231(1-2): 9-22.

Ernste F C, Reed A M. Idiopathic inflammatory myopathies: current trends in pathogenesis, clinical features, and up-to-date treatment recommendations [J]. Mayo ClinProc, 2013, 88(1): 83-105.

Khanna D, Fitzqerald J D, Khanna P P, et al. 2012 American College of Rheumatology guidelines for management of gout. Part 1: systematic nonpharmacologic and pharmacologic therapeutic approaches to hyperuricemia [J]. Arthritis Care Res(Hoboken), 2012, 64(10): 1431-1446.

Lamers M M, van Oijen M G, Pronk M, et al. Treatment options for autoimmune hepatitis: a systematic review of randomized controlled trials[J]. J Hepatol, 2010, 31(12): 1980-1988.

Luo Y B, Mastaglia FL. Dermatomyositis, polymyositis and immune-mediated necrotising myopathies [J]. Biochim Biophys Acta, 2015, 1852(4): 622-632.

Manns M P, Czaja A J, Gorham J D, et al. AASLD guidelines: diagnosis and management of autoimmune hepatitis[J]. Hepatology, 2010, 51: 1-13.

Marie I, Mouthon L. Therapy of polymyositis and dermatomyositis [J]. Autoimmun Rev, 2011, 11(1): 6-13.

Milisenda J C, Selva-O' Callaghan A, Grau J M. The diagnosis and classification of polymyositis [J]. J Autoimmun, 2014, 48-49: 118-121.

Nagaraju K, Lundberg I E. Polymyositis and dermatomyositis: pathophysiology [J]. Rheum Dis Clin North Am, 2011, 37(2): 159-171.

Vincze M, Danko K. Idiopathic inflammatory myopathies [J]. Best Pract Res Clin Rheumatol, 2012, 26(1): 25-45.